W0262620

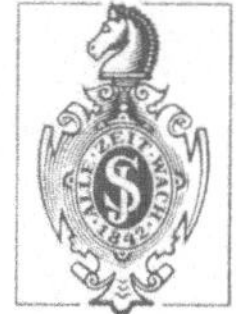

W. Gobiet

Intensivtherapie nach Schädel-Hirn-Trauma

Dritte, korrigierte Auflage

Mit 58 Abbildungen und 49 Tabellen

Springer-Verlag
Berlin Heidelberg New York Tokyo 1984

Dr. med. Wolfgang Gobiet

Leitender Arzt der Rehabilitationsabteilung
Neurologische Klinik des
Bundes deutscher Hirnbeschädigter (BDH)
3253 Hessisch Oldendorf

CIP-Kurztitelaufnahme der Deutschen Bibliothek. Gobiet, Wolfgang: Intensivtherapie nach Schädel-Hirn-Trauma / W. Gobiet. – 3., korrigierte Aufl. – Berlin, Heidelberg, New York; Tokyo: Springer, 1984. (Kliniktaschenbücher)

ISBN-13: 978-3-540-13000-0   e-ISBN-13: 978-3-642-69450-9
DOI: 10.1007/978-3-642-69450-9

Das Werk ist urheberrechtlich geschützt. Die dadurch begründeten Rechte, insbesondere die der Übersetzung, des Nachdrucks, der Entnahme von Abbildungen, der Funksendung, der Wiedergabe auf photomechanischem oder ähnlichem Wege und der Speicherung in Datenverarbeitungsanlagen bleiben, auch bei nur auszugsweiser Verwertung, vorbehalten. Die Vergütungsansprüche des § 54, Abs. 2 UrhG werden durch die ‚Verwertungsgesellschaft Wort', München, wahrgenommen.

© Springer-Verlag Berlin Heidelberg 1977, 1979, 1984

Die Wiedergabe von Gebrauchsnamen, Handelsnamen, Warenbezeichnungen usw. in diesem Werk berechtigt auch ohne besondere Kennzeichnung nicht zu der Annahme, daß solche Namen im Sinne der Warenzeichen- und Markenschutz-Gesetzgebung als frei zu betrachten wären und daher von jedermann benutzt werden dürfen.

Produkthaftung: Für Angaben über Dosierungsanweisungen und Applikationsformen kann vom Verlag keine Gewähr übernommen werden. Derartige Angaben müssen vom jeweiligen Anwender im Einzelfall anhand anderer Literaturstellen auf ihre Richtigkeit überprüft werden.

2121/3140-543210

Vorwort zur dritten Auflage

Bei der Neufassung der 3. Auflage konnten wiederum zahlreiche Hinweise aufgenommen werden. Hierfür sei allen interessierten Lesern gedankt. Besonders trifft dies zu für die Kapitel: Beurteilung und Diagnostik, Säure-Basen Haushalt und Rehabilitation.
Der Abschnitt über Rehabilitationsmaßnahmen enthält überwiegend eigene Erfahrungen mit der Früh- und weiterführenden Rehabilitation hirnverletzter Patienten in der Rehabilitationsabteilung der Neurologischen Klinik, Hessisch Oldendorf.

Hessisch Oldendorf, Oktober 1983   Wolfgang Gobiet

Vorwort zur ersten Auflage

Die Behandlung von Patienten mit schwerem Schädel-Hirntrauma
hat in den letzten Jahren eine deutliche Wandlung erfahren. Neben
der Verbesserung der neuroradiologischen Untersuchungsmethoden
und den daraus resultierenden gezielten operativen Interventions-
möglichkeiten haben klinische und experimentelle Forschungen
neue Erkenntnisse gebracht.

Besonders zu erwähnen sind Untersuchungen über die cerebrale
Durchblutung bei gestörter Autoregulation, die Sauerstoffutilisation
traumatisierter Hirnzellen, den Kalorienverbrauch und die Substitu-
tionsmöglichkeiten bei extrem katabolen Stoffwechsellagen sowie
die pathophysiologischen Probleme der Dauerbeatmung. Einen echten Fortschritt brachten ferner vereinfachte Methoden zur Überwachung des intrakraniellen Druckes, um die posttraumatische Hirnschwellung gezielt therapieren zu können.

Ergänzend kommt die Notwendigkeit zur Früh- und weiterführenden Rehabilitation hinzu, um die Phase der Antriebslosigkeit zu
überwinden und durch differenzierte Behandlung körperlicher und
geistiger Ausfälle eine weitgehend soziale und berufliche Wiedereingliederung zu erreichen. *Diese Untersuchungen erfolgten unter
Mitarbeit von Frau Renate Gobiet.*

Durch konsequente Anwendung aller z. Zt. möglichen Maßnahmen
konnte eine Senkung der Mortalität erreicht werden, wobei, entgegen den Befürchtungen, die Zahl der im voll apallischen Bild ver-
bliebenen Fälle nicht angestiegen ist.

Die dabei gewonnenen Erfahrungen sollen im Folgenden dargelegt
werden.

Sicher ist, daß es sich insgesamt um ein komplexes Problem handelt, welches nur in interdisziplinärer Zusammenarbeit zwischen Anästhesisten, Unfallchirurgen, Neurotraumatologen, Neurologen, Radiologen sowie den angrenzenden Fächern wie HNO, Augenheilkunde und Orthopädie gelöst werden kann. Ein echter Erfolg für den Patienten wird jedoch nur durch eine lückenlose und qualifizierte Nachbehandlung zu erwarten sein.

Das vorliegende Kliniktaschenbuch ist eine Zusammenfassung der gewonnenen Erfahrungen während meiner Tätigkeiten an der Neurochirurgischen Universitätsklinik Essen und der Neurologischen Universitätsklinik Göttingen.

Meinen Lehrern Prof. Dr. Grote und Prof. Dr. Bauer möchte ich an dieser Stelle für ihre Unterstützung und fachliche Unterweisung herzlich danken, ebenso allen ärztlichen Kollegen sowie den Angehörigen der intensivmedizinischen und operativen Abteilungen, ohne deren Mitwirkung ein großer Teil der Untersuchungen nicht hätte durchgeführt werden können.

Göttingen, Dezember 1977   Wolfgang Gobiet

Inhaltsverzeichnis

X

A. Beurteilung und Diagnostik

I. Einteilung der Verletzungsgrade

Zur Beurteilung des aktuellen Zustandes hirnverletzter Patienten dienen folgende Parameter:
- Bewußtseinslage
- Pupillenreaktion und -form
- Zeichen der direkten Hirnstammschädigung.

Bei sorgfältiger Beachtung dieser Symptome ist eine zuverlässige Abschätzung über das Ausmaß der Hirnverletzung und der damit verbundenen Gefährdung des Patienten jederzeit und reproduzierbar möglich.

Zur Verlaufskontrolle und Dokumentation haben sich Vordrucke z. B. in Form des auf S. 188 und 189 dargestellten „Begleitblattes für Schädel-Hirnverletzte" bewährt.

1. Bewußtseinslage

Die Untersuchung der Bewußtseinslage ist extrem wichtig, da ja die Bewußtlosigkeit das Kardinalsymptom der schweren Hirnverletzung ist.

Grundsätzlich sind drei Zustände zu unterscheiden:
- Der Verletzte reagiert auf Ansprache.
- Ansprechen bewirkt keine sichtbare Reaktion. Diese erfolgt nur auf Schmerzreize.
- Auf Ansprache oder Schmerzreize erfolgt keine Reaktion.

Solange der Patient noch auf Ansprache reagiert, ist er definitionsgemäß nicht als bewußtlos einzustufen. Allerdings ist auch innerhalb dieser Rubrik eine feinere Graduierung möglich und notwendig:

▶ Klar, voll orientiert:
  Der Patient gibt prompt adäquate Antworten und führt Befehle fehlerfrei aus.
▶ Ansprechbar, verlangsamt, gezielte Reaktion:
  Situationsgerechte Antworten und Handlungen erfolgen erst nach energischer oder mehrmaliger Aufforderung.
▶ Ansprechbar, stark verlangsamt, ungezielte Reaktion:
  Antworten und Handlungen erfolgen nur auf energische Ansprache. Störungen im Ablauf sind erkennbar. Kein situationsgerechtes Verhalten.
▶ Nur auf Schmerzreize erweckbar, ungezielte verbale Äußerungen.

Dieser Zustand leitet schon zur eigentlichen Bewußtlosigkeit über.

> **Bewußtlosigkeit = keine sichtbare Reaktion auf energisches Ansprechen**

Läßt sich der Patient auch durch grobe Schmerzreize nicht erwekken, d. h. daß keine sprachlichen oder blickmäßigen Antworten erfolgen, befindet er sich im Stadium der Bewußtlosigkeit.

Jetzt muß subtil die motorische Reaktion auf Schmerzreize geprüft werden.

Dies geschieht am besten durch Kneifen im Bereich beider Oberarme. Die beidseitige Prüfung ist sehr wichtig, weil gleichzeitig Asymmetrien in der Reaktion und damit das Vorhandensein einer Halbseitensymptomatik erkennbar ist. Folgende Abstufungen der Schmerzreaktion sind möglich:

▶ Gezielte Reaktion:
  Der Patient greift gezielt nach der störenden Hand des Untersuchers und versucht diese wegzudrängen. Es erfolgt jedoch keine situationsgerechte verbale Äußerung.
▶ Ungezielte Reaktion:
  Der Patient wird motorisch unruhig und macht Abwehrbewegungen, ist aber nicht in der Lage, die Hand des Untersuchers zu greifen.

► Streck- und Beugemechanismen:
Motorische Abläufe sind nicht mehr erkennbar, der Patient geht
abrupt in eine Streck- oder Beugestarre.
► Die letzte und ungünstigste Stufe ist, wenn auf grobe Schmerzreize keine Reaktionen mehr erfolgen (Tabelle 1 a, b).

Tabelle 1a. Stadien der Bewußtseinsstörung

Bewußtseinstrübung	Reaktionen auf Ansprache: • prompt, voll orientiert • verlangsamt, gezielte Reaktionen • stark verlangsamt, ungezielte Reaktionen
Zwischenstadium	Keine Reaktionen auf Ansprache, auf Schmerzreize: • erweckbar, ungezielte verbale Reaktionen
Bewußtlos	Nicht erweckbar, motorische Reaktionen: • gezielt • ungezielt • Streck- oder Beugemechanismen • keine

Tabelle 1b. Glasgow-Koma-Einteilung. Indexwerte unter 8 sprechen für
eine ausgeprägte Hirnfunktionsstörung

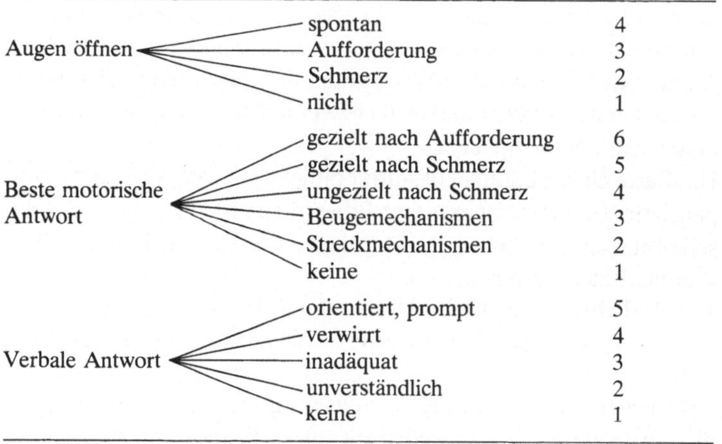

In der Neurotraumatologie hat sich die von Jennet u. Mitarb. einge-
führte Graduierung der Bewußtseinsstörung bestens bewährt. Auf
Grund einfacher Funktionsuntersuchungen wie: Augen öffnen, motorische und verbale Antworten, ist eine Beurteilung der Patienten
auch durch nicht-ärztliches Personal jederzeit möglich. Diese Einteilung ist ohne Modifikation auch bei Patienten mit akuten Hirnfunktionsstörungen nicht traumatischer Genese gut anwendbar (Tabelle 1 b).
Als Mangel wird empfunden, daß Hirnnervenstörungen (insbesondere die Pupillenreaktion) und Zeichen der Hirnstammdysfunktion
(z. B. vegetative Entgleisungen) nicht miterfaßt werden.

2. Pupillenform und -reaktion

Wichtige Hinweise gibt ferner die Prüfung der Pupillenweite, der
Lichtreaktion sowie der Bulbusstellung. Ausgehend von der Nor-
malweite der Pupillen mit prompter Lichtreaktion und achsenglei-
cher Bulbusstellung sind folgende Zustände zu unterscheiden
(Abb. 1):
► Pupillenweite: maximal eng − eng − mittelweit − maximal weit
► Pupillenform: normal − entrundet.
Normalerweise wird jedoch bei pathologisch verengten Pupillen noch
eine Lichtreaktion nachweisbar sein (eventuell mit der Lupe).
Die *einseitig erweiterte, reaktionslose Pupille* ist bei gleichzeitig zunehmender Bewußtlosigkeit und gestörter vegetativer Funktion das
alarmierendste Zeichen progredienter Hirnstammkompression oder
der direkten Oculomotorius-Irritation. Bei rasch expandierendem
Prozeß kann die vorher maximal enge Pupille in wenigen Minuten in
diesen Zustand übergehen.
Häufigste Ursache sind akute intrakranielle Hämatome oder dekom-
pensierte Tumoren. Bei rascher Progredienz ist schnellste chirurgi-
sche Intervention die einzige Möglichkeit, einen irreversiblen Hirn-
stammschaden zu verhindern.
Ausführliche diagnostische Maßnahmen sind kontraindiziert. Entwässerung kann lebensrettend sein, bringt aber nur einen begrenzten
zeitlichen Aufschub.
Bei wachen oder nur gering bewußtseinsgetrübten Patienten deutet
die erweiterte Pupille entweder auf lokale Prozesse im Bereich der

vorderen Schädelgrube (Frakturen) oder medikamentöse Einwir-
kungen hin.

Besondere Beachtung verdient deshalb ein eventueller Seitenun-
terschied der Pupillenweite. Ebenso wie eine seitendifferente
Schmerzreaktion kann eine Anisokorie das wichtigste Zeichen
einer Halbseitensymptomatik und damit einer intrakraniellen
Raumforderung sein (Kap. A. II.).

► Lichtreaktion: (Prüfung durch plötzliches Belichten einer Pupille
bei geschlossener Gegenseite und nicht zu hellem Raum)
prompt − träge − keine.

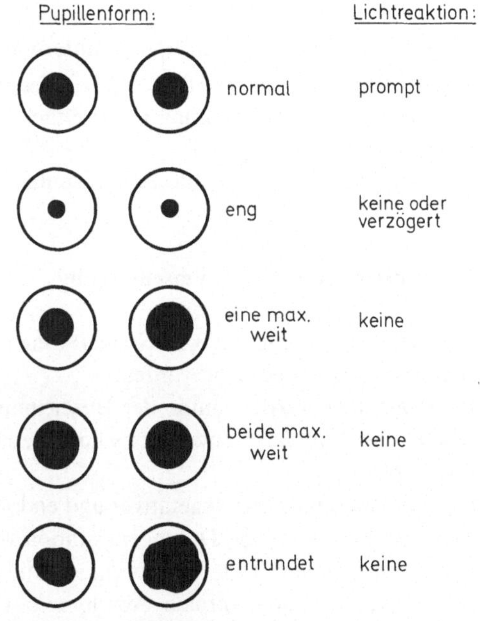

Abb. 1. Schema zur Beurteilung der Pupillenform sowie der Reaktion auf
Licht. Als alarmierendes Symptom ist die zunehmende Mydriasis mit fehlender Reaktion auf Lichteinfall anzusehen. In Verbindung mit einer raschen
Verschlechterung der Bewußtseinslage muß hierdurch der dringende Verdacht auf eine intrakranielle Raumforderung mit zunehmender Hirnstammkompression entstehen

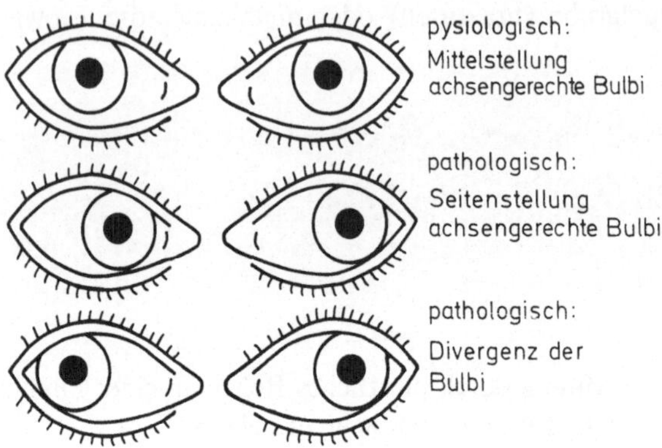

Abb. 2. Verschiedene Bulbusstellungen

Folgende Bulbusstellungen sind zu unterscheiden (Abb. 2):

► physiologisch: Mittelstellung, bds. achsengerecht
► pathologisch: Blickrichtung nach seitlich — oben — unten (achsengerechte Bulbi);
Divergenz — abweichende Achsenstellung.

3. Symptome der Hirnstammschädigung

Besonders sorgfältig muß nach den Zeichen der direkten Hirnstammschädigung gesucht werden.

Im Folgenden werden unter der Bezeichnung „Hirnstamm" Zwischen- und Mittelhirn sowie Pons und Medulla oblongata verstanden (Abb. 3).

Der Hirnstamm ist Sitz vegetativer und endokriner Zentren, lebenswichtiger Reflexe sowie Durchgangsstation vom und zum Großhirn. Gleichzeitig stellen Teile der formatio reticularis im caudalen Teil des Zwischen- und rostralen Abschnitt des Mittelhirns mit ihren Verbindungen zur Hirnrinde das wichtigste Aktivierungssystem zur Steuerung der Bewußtseinslage dar. *Das bedeutet, daß nach Hirnstammverletzungen die vitale Gefährdung des Patienten durch Entgleisung oder Ausfall vegetativer oder endokriner Funktionen sprunghaft wächst.*

6

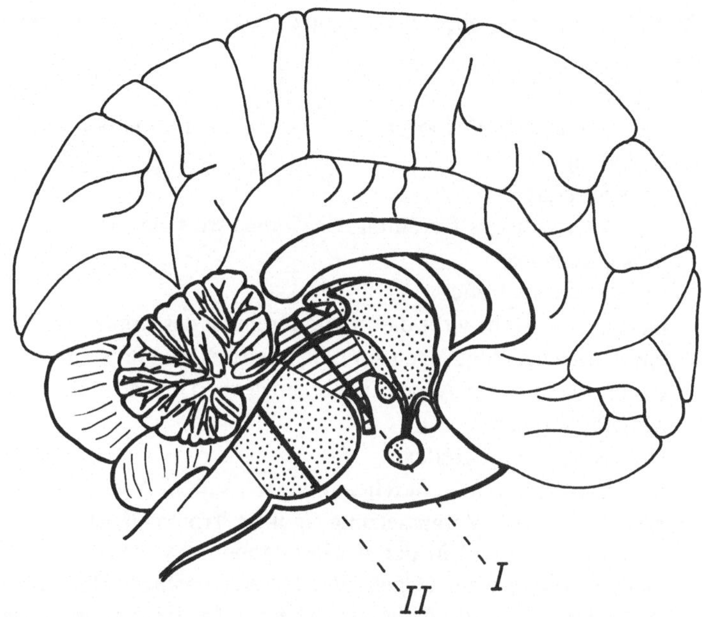

Abb. 3. Gehirnschnitt mit Großhirn und Hirnstamm.
Zwischenhirn und Pons gepunktet, Mittelhirn schraffiert. Bei I Schädigungsebene des akuten Mittelhirnsyndroms. Tiefergelegene Verletzungen führen zum Bulbärhirnsyndrom II

Es muß jedoch berücksichtigt werden, daß vom klinischen Bild eine Unterscheidung zwischen sekundärer Hirnstammkompression durch steigenden intrakraniellen Druck und primärer Hirnstammverletzung häufig nicht möglich ist.

a) Schutzreflexe

Nach akuter Hirnfunktionsstörung wird das Fehlen der sog. Schutzreflexe des Hirnstammes zunächst als direkte Hirnstammalteration zu deuten sein.
Hierzu zählen besonders der Ausfall von Husten-, Schluck- und Würgereflex. Das Fehlen bzw. Vorhandensein dieser Funktionen ist auch beim bewußtlosen Patienten leicht prüfbar.
Der Ausfall folgender Reflexe deutet bei gleichzeitig bestehender

Bewußtseinsstörung ebenfalls auf eine direkte Hirnstammalteration hin.

① Blinkreflex:
Bei intaktem Reflexbogen löst ein optischer Reiz den Augenschluß aus.

② Cornealreflex:
Durch vorsichtiges Berühren der Cornea wird ein schneller Lidschlag ausgelöst.

③ Oculocephaler Reflex:
Normalerweise bewirkt die rasche Drehung des Kopfes zur Seite ein Abweichen der Augen zur Gegenseite. Nach Hirnstammschädigung bleiben die Augen, unabhängig zur Drehrichtung in der Mittellinie fixiert.

④ Oculovestibulärer Reflex:
Die Auslösung erfolgt durch Spülung mit kaltem Wasser im äußeren Gehörgang (Voraussetzung intaktes Trommelfell). Die Reflexantwort besteht in der Auslösung eines Nystagmus, mit der langsamen Phase zur Gegenseite. Mit zunehmender Hirnstammdysfunktion wird die Antwort schwächer, bis sie schließlich ganz ausbleibt.

⑤ Ciliospinaler Reflex:
Nach Schmerzreizen in der Supraclavicula-Grube erfolgt physiologischerweise eine Erweiterung der homonymen Pupille.

b) Zeichen der Hirnstammbeteiligung

Pathologischer Muskeltonus, Streck- bzw. Beugekrämpfe (Abb. 4), Enthemmung oder Ausfall vegetativer Funktionen wie Atmung, Kreislauf, Temperatur, Hypersalivation, Störungen der Pupillenweite, -form, -reaktion und Bulbusstellung, Ausfall von Hirnstammreflexen (Tabelle 2)

Tabelle 2. Symptome der Hirnstammverletzung

- Pathologischer Muskeltonus
- Streck- bzw. Beugemechanismen
- Störung von Pupillenweite und -form
- pathologische Bulbusstellung
- vegetative Entgleisungen
- Ausfall von Hirnstammreflexen

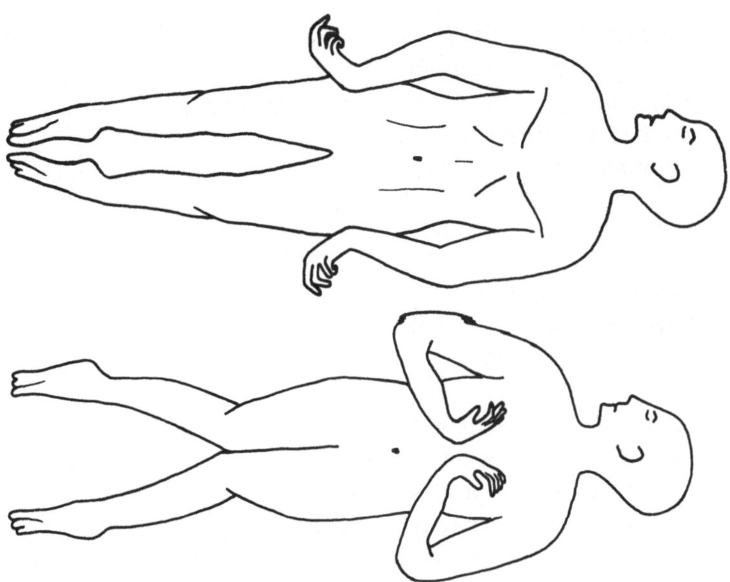

Abb. 4. Typische Streck- bzw. Beugehaltung beim akuten Mittelhirnsyndrom

4. Differenzierung der Hirnstammsymptomatik

Abhängig vom Schädigungsort können nach GERSTENBRAND verschiedene Zustandsbilder unterschieden werden.

Verletzungen im Mittelhirn, etwa in Höhe der Vierhügelplatte, bewirken die typischen Symptome des Mittelhirnsyndroms (deceribrate rigidity).
Liegt die Schädigung weiter caudalwärts in der Pons bzw. Medulla, führt dies zur Ausbildung eines Bulbärhirnsyndroms. In der Praxis sind häufig fließende Übergänge zu beobachten.

▶ Beginnendes Mittelhirnsyndrom:

Bewußtlosigkeit
positive Pyramidenzeichen
gesteigerte Reflexe
ungezielte Schmerzreaktion alternierend mit Streckkrämpfen
vegetative Entgleisungen

normale Bulbusstellung
spontane konjugierte Bulbusbewegung
Pupillen eng bis mittelweit, mindestens einseitig
normale Lichtreaktion
Hirnstammreflexe erhalten.

tiefe Bewußtlosigkeit
Strecksynergien auf Schmerz oder spontan evtl. übergehend in
Beugemechanismen
Enthemmung vegetativer Funktionen (Atmung, Kreislauf, Temperatur, Hypersalivation, Hyperhidriosis),
Divergenz der Bulbi mit spontanen dyskonjugierten Bewegungen,
Pupillenstörungen: wechselnde Weite
                 einseitig entrundet
                 jedoch mindestens einseitig träge Lichtreaktion
Fehlen einzelner Hirnstammreflexe.

tiefste Bewußtlosigkeit
Verschwinden der Streckkrämpfe
Herabsetzen des Muskeltonus
schwerste Dysregulation bis Ausfall vegetativer Funktionen (Hyperthermie, Schnappatmung)
pathologische Bulbusstellung
anfangs maximal enge, dann zunehmend weite, entrundete Pupillen, träge bis aufgehobene Lichtreaktion
Hirnstammreflexe nicht mehr auslösbar.

Das Endstadium ist die völlige Aufhebung der Schmerzreaktion mit Atem- und Kreislaufversagen sowie maximal weiten, lichtstarren Pupillen.
Wie schon angeführt nimmt die vitale Gefährdung in der Reihenfolge dieser Stadien zu. *Deshalb ist eine ständige Beobachtung des Patienten mit möglichst exakter Einordnung des augenblicklichen Zustandsbildes notwendig.*

10

Tabelle 3. Klassifizierung auf Grund des Gefährdungsgrades

	Neurologischer Status	Pupillenreaktion
Grad I	somnolent, schwer er-weckbar	mindestens einseitig normal
Grad II	nicht ansprechbar, deutliche Schmerzreaktion	mindestens einseitig, normal
Grad III	ungezielte Schmerzreaktion alternierend mit Streckkrämpfen, Zeichen der Hirnstammschädigung	mindestens einseitig normal
Grad IV	Schmerzreaktion nur mit Streckkrämpfen	mindestens einseitig träge Lichtreaktion
Grad V	Schmerzreaktion nur mit Streck- oder Beugemechanismen bzw. keine Schmerzreaktion	beidseits weit und lichtstarr

Zur Vereinfachung wurde in Anlehnung an verschiedene Autoren eine 5 Stadien umfassende Skala des Gefährdungsgrades aufgestellt. Diese läßt unter Berücksichtigung der angeführten Faktoren eine rasche klinische Beurteilung ohne großen instrumentellen und apparativen Aufwand zu (Tabelle 3).
Nach dieser Einteilung entspricht Grad III dem beginnenden, Grad IV dem akuten Mittelhirnsyndrom und Grad V dem akuten Bulbärhirnsyndrom.

5. Weitere Einteilungen

Die früher geübte Einteilung in commotio, contusio und compressio cerebri genügt nicht mehr den klinischen Erfordernissen der Neurotraumatologie. Die Übergänge zwischen diesen Begriffen sind fließend und erlauben keine eindeutige Unterscheidung des Grades der Hirnverletzung.

Ebensowenig eignen sich für die aktuelle Beurteilung hirnverletzter Patienten die nach Tönnis und Loew geübte Einteilung in Hirnverletzung I.–III. Grades. Bei dieser Unterteilung wird von der Dauer der Bewußtlosigkeit und der Rückbildung neurologischer Störungen ausgegangen.

Diese sind jedoch im Akutfall nicht abzusehen.

Für eine prognostische oder nachfolgende gutachterliche Stellungnahme ist diese Einordnung jedoch außerordentlich wichtig.

Nach Tönnis und Loew gilt folgende Einstufung:

- Gedeckte Hirnschädigung I. Grades (commotio cerebri): kurze initiale Bewußtlosigkeit
  objektive Ausfallserscheinungen sind bis zum 4. Tag abgeklungen.

- Gedeckte Hirnschädigung II. Grades (leichte contusio cerebri): Bewußtlosigkeit bis eine Stunde
  objektive Ausfälle sind bis drei Wochen nachweisbar.

- Gedeckte Hirnschädigung III. Grades (schwere contusio cerebri): länger anhaltende Bewußtlosigkeit
  objektive Ausfälle über drei Wochen.

Nachuntersuchungen größerer Serien schwer hirnverletzter Patienten zeigten, daß die Prognose mit zunehmender Dauer der Bewußtlosigkeit und der verzögerten Rückbildungstendenz neurologischer Ausfälle abnimmt.

Zu ungenau definiert scheinen die Bezeichnungen: Apathie, Somnolenz, Sopor und Koma, da sie dem Untersucher einen großen subjektiven Spielraum lassen.

II. Verletzungsarten und Diagnostik

1. Verletzungsformen

Grundsätzlich muß unterschieden werden zwischen gedeckten und offenen Verletzungen des Gehirns. Hierbei handelt es sich in erster Linie um eine pathologisch-anatomische und nicht um eine prognostische Einteilung.

Definitionsgemäß sind *gedeckte Verletzungen* solche, bei denen durch die Gewalteinwirkung keine direkte Kommunikation zwischen Außenwelt und Hirn geschaffen wird.

Bei der *offenen Verletzung* hingegen kommt es zu Zerstörung von Haut, Knochen und Dura, so daß eine Verbindung zum intrakraniellen Raum besteht.

Weiterhin werden unterschieden: Frakturen im Bereich der Schädel-Konvexität, der Schädelbasis sowie als Sonderform die sog. fronto basale Verletzung mit Eröffnung der Stirnhöhle und Frakturen im Bereich der vorderen Schädelbasis.

Eine wesentliche Gefährdung des Patienten mit Schädel-Hirntrauma stellt die intrakranielle Raumforderung dar.

Differentialdiagnostisch kommen in Betracht:
- Blutungen
- imprimierte Knochenfragmente
- sowie die posttraumatische Hirnschwellung.

Jede dieser Schädigungen führt zu einer Zunahme des intrakraniellen Druckes, da das knöcherne Gerüst des Schädels normalerweise einen Ausgleich durch Expansion nicht zuläßt. Neben der Abnahme der cerebralen Durchblutung führt steigender intrakranieller Druck im supratentoriellen Raum zur direkten Hirnstammkompression mit u. U. irreversiblem Ausfall lebenswichtiger Zentren.

Während die posttraumatische Hirnschwellung bei konsequenter Schockbekämpfung und Beatmung direkt nach der Verletzung keine wesentliche Rolle spielt, kommt der rechtzeitigen Diagnose der ersten beiden Zustandsbilder eine entscheidende Bedeutung zu. An *intrakraniellen Blutungen* sind nach der Topographie zu unterscheiden:

▶ das epidurale,

▶ das subdurale

▶ und das intracerebrale Hämatom (Abb. 5–7).

Impressionsfrakturen (Abb. 8) führen häufig durch direkte Druck-
wirkung auf Großhirn-Zentren zu neurologischen Ausfällen, deren
Diagnose dann den Ausschlag zum operativen Eingriff gibt.

Operationsindikation ist aber auch bei ausgedehnten Imprimaten
mit Verschiebung um Kalottenbreite gegeben.

Das Risiko der *offenen Hirnverletzung* liegt einmal in der oft ausgedehnten Gewebszerstörung mit Beteiligung großer Gefäße. Zum
anderen besteht bei eröffneten Liquorräumen eine erhebliche In-

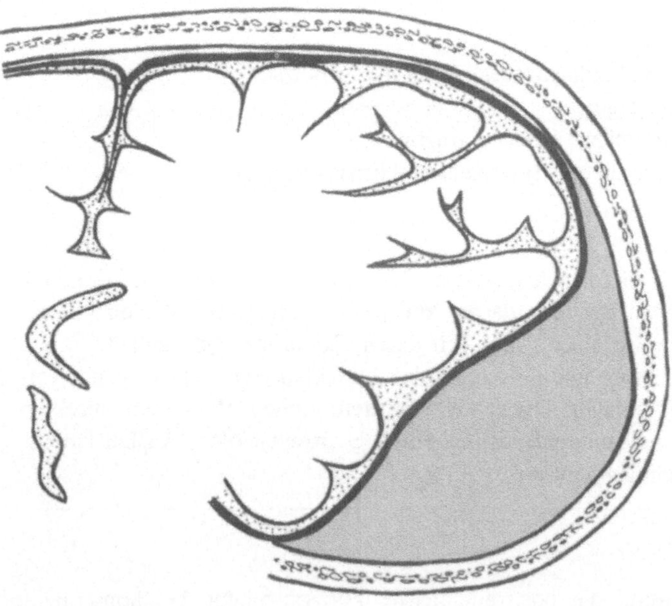

Abb. 5. Schematische Darstellungen eines basal gelegenen epiduralen Hä-
matoms. Epidurale Hämatome sind in der Regel durch Verletzung arterieller
Gefäße bedingt. Eine frühzeitige Diagnose und Operation gibt eine günstige
Restitutionsmöglichkeit. Das oft beschriebene freie Intervall ist nur bei einem
Teil der Patienten zu beobachten

fektionsgefahr sowie die Möglichkeit einer späteren Liquorfistel bei nicht vollständigem Schluß der Dura.

2. Diagnostische Maßnahmen

Neben der Beurteilung der *Vitalfunktionen,* der *Reaktionslage* und der *Pupillenreaktion* (Kap. A. I.), sind bei Schädel-Hirnverletzten somit die wichtigsten Fragen:
▶ Liegt eine offene Hirnverletzung vor?
▶ Besteht eine intrakranielle Raumforderung?
▶ Besteht eine lebensbedrohliche Begleitverletzung?

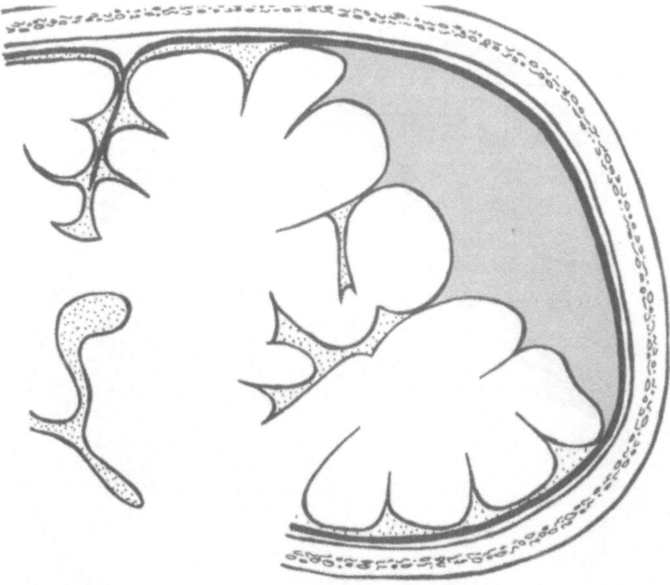

Abb. 6. Darstellung eines ausgedehnten subduralen Hämatoms. Akute subdurale Hämatome entstehen gewöhnlich aus gemischt arteriell-venösen Blutungen bei ausgedehnten Rindenprellungsherden. Sie verlaufen häufig foudroyant. Entsprechend dem epiduralen Hämatom kann ein freies Intervall fehlen. Neben der rechtzeitigen Operation hängt die Prognose von der Ausdehnung der primären Substanzschädigung ab

Die *offene Hirnverletzung* wird indirekt diagnostiziert durch den Nachweis von Blut oder Liquor aus Nase, Mund und Ohren oder direkt durch den Austritt von Hirndetritus.

Hinweisend für die Entwicklung einer intrakraniellen Raumforderung sind folgende Befunde:
rasche Verschlechterung der Bewußtseinslage
Halbseitensymptomatik
zunehmende ein- oder beidseitige Mydriasis.

Das alarmierendste Symptom für die Kompression des Hirnstammes durch ein intrakranielles Hämatom ist die zunehmende, erst

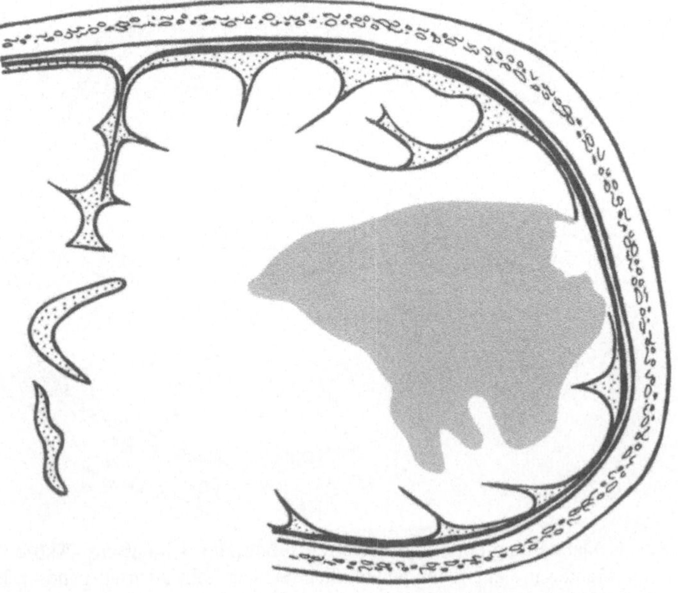

Abb. 7. Intracerebrales Hämatom als Folge einer Hirnrindenkontusion. Diese Form der intrakraniellen Blutungen hat wegen der meist ausgedehnten substanziellen Hirnschädigung die schlechteste Prognose

ein- dann beidseitige Mydriasis. Hier muß der Patient schnellstens direkt einer neurochirurgischen Klinik zugeführt werden. Alle nicht lebensnotwendigen diagnostischen und therapeutischen Maßnahmen der Erstversorgung haben in diesen Fällen zu unterbleiben, um keine Zeit zu verlieren.

Sofern aus Entfernungsgründen oder wegen rascher Verschlechterung des Allgemeinzustandes mit zunehmendem Kreislaufabfall und Atemstörungen ein Transport nicht mehr möglich ist, muß versucht werden, durch *Probebohrlöcher* eine Entlastung herbeizuführen. Anschließend kann der Patient mit liegender Drainage verlegt werden.

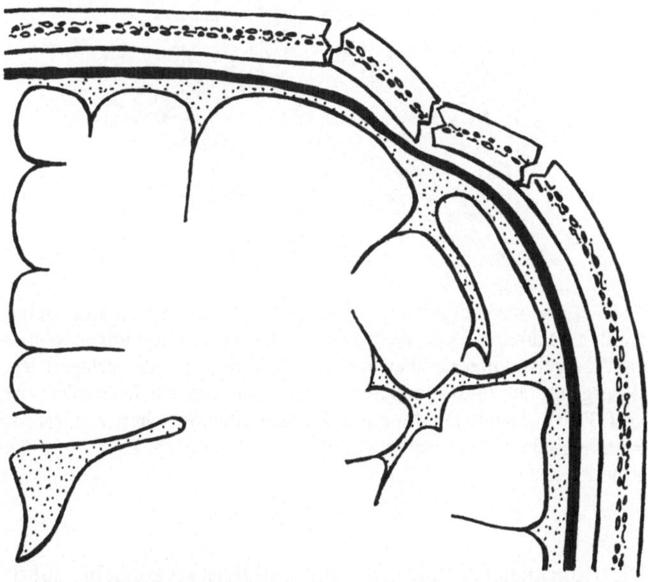

Abb. 8. Impressionsfraktur mit Stückbruch der Kalotte. Diese Frakturen können in vielen Fällen raumfordernd wirken. Operationsindikation ist bei Auftreten neurologischer Symptomatik oder Verschiebung um mehr als Kalottendicke gegeben. Offene Verletzungen bedürfen auf jeden Fall einer operativen Versorgung

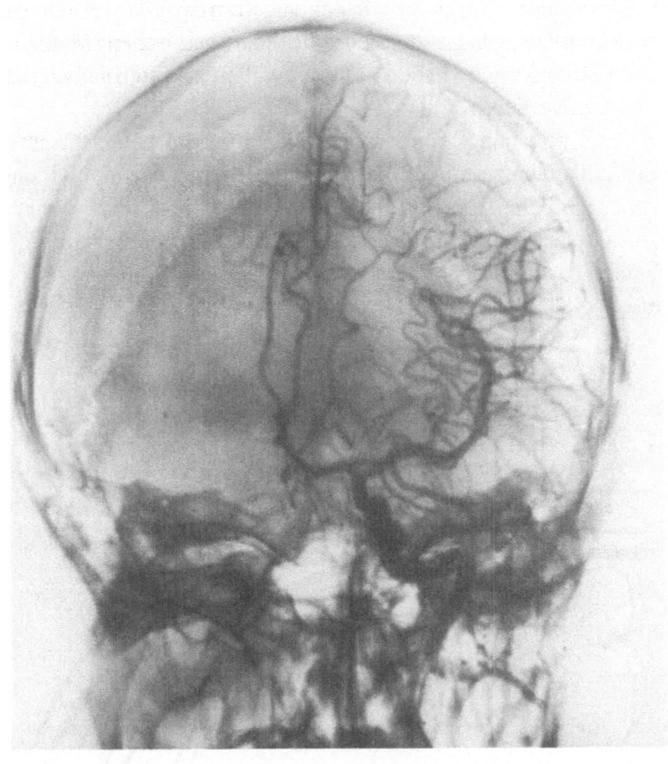

Abb. 9. Carotisangiogramm bei temporaler Fraktur und ausgedehntem epiduralen Hämatom. Die A. cerebri media ist deutlich angehoben, während die A. cerebri anterior über die Mittellinie nach rechts verlagert ist. (Röntgenbilder und Computertomogramme wurden freundlicherweise von Prof. DR. E. LÖHR, Direktor des Röntgendiagnostischen Zentralinstituts im Radiologischen Zentrum des Universitätsklinikums Essen, zur Verfügung gestellt)

Die Bohrlöcher sollten temporal und parietal zunächst auf der Seite der primär weiten Pupille angelegt werden.
In allen anderen Verdachtsfällen muß nach Stabilisierung der Vitalfunktionen und Versorgung akut lebensbedrohlicher Begleitverletzungen eine gezielte *cerebrale Diagnostik* durchgeführt werden.

Diese besteht in:

- ► Röntgenaufnahmen des Schädels in zwei Ebenen zur Diagnose von Frakturen oder Imprimaten
- ► HWS seitlich zum Anschluß von Verletzung
- ► der Kontrastdarstellung der Hirngefäße bzw. Computertomographie zum Nachweis intrakranieller Blutungen.

> Die cerebrale Angiographie ist in der Hand der Erfahrenen heute eine äußerst risikolose und aussagekräftige Methode, so daß im Zweifelsfall die Durchführung gefordert werden muß (Tabelle 4).

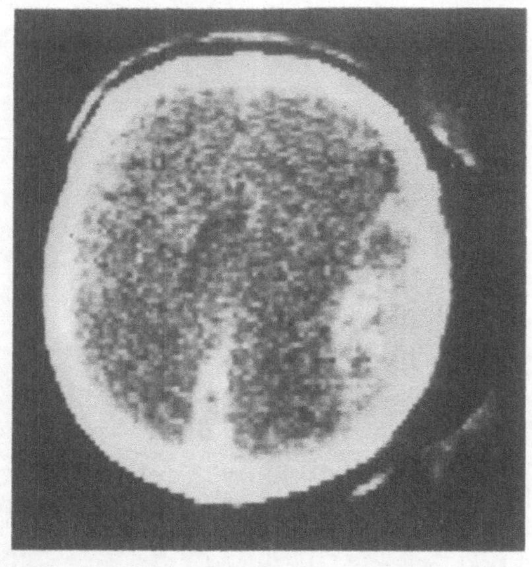

Abb. 10. Darstellung eines rechtsseitigen epiduralen Hämatoms im Computertomogramm. Die Ventrikel sind weitgehend verlegt. Bluteinbruch in den hinteren Interhemisphärenspalt als Ausdruck einer gleichzeitig kontusionellen subduralen Blutung

Revolutionierend hat sich in der letzten Zeit die Möglichkeit zur cerebralen *Computertomographie* ausgewirkt. Sie erlaubt als nicht

Tabelle 4. Indikation zur neuroradiologischen Abklärung

- Bewußtlosigkeit über 24 Stunden
- progrediente Bewußtseinstrübung
- Halbseitensymptomatik
- zunehmende Mydriasis

invasive Methode, ohne Belastung des Patienten, durch Dichtemessung des Hirns, pathologische Prozesse direkt zu erkennen und weitgehend zu differenzieren. Hierdurch haben sich *grundlegende*

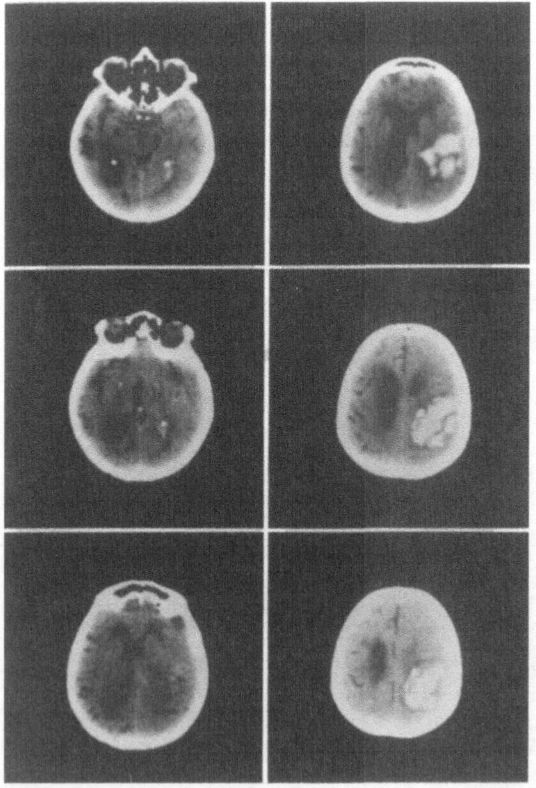

Abb. 11. Computertomogramm. *Rechts* parietaler Kontusionsherd mit ausgedehntem perfokalen Ödem

Fortschritte zur Diagnostik und Prognose des Schädel-Hirntraumas ergeben (Abb. 9–12).

In vielen Fällen scheint es heute ratsamer zu sein, Patienten zur computertomografischen Untersuchung (Erst- und Verlaufskontrolle) in entsprechend ausgestattete Kliniken zu verlegen, als mit herkömmlichen Methoden keine eindeutige Aussage zu erreichen.

Als für den Patienten wenig belastende Methode ist die *Echoencephalographie* anzusehen. Allerdings besteht hier eine große Fehlermöglichkeit, sowohl in Richtung falsch positiver als auch negativer Befunde. Deshalb sollte die Diagnose einer intrakraniellen Raumforderung bei alleiniger Echoencephalographie nur in sicher positiven Fällen gestellt werden. Im Verdachtsfall muß bei einem negativen Echoencephalogramm weiterführende Diagnostik vorgenommen werden.

In der akuten posttraumatischen Phase kommen dem EEG zwei wichtige Bedeutungen zu:

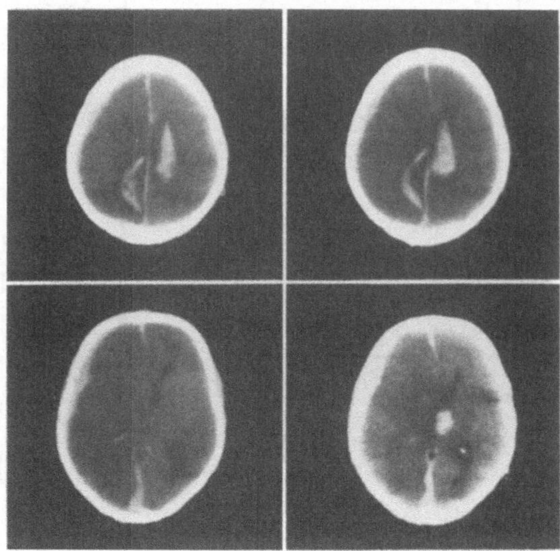

Abb. 12. Median gelegene intracerebrale Blutung mit Einbruch in das Ventrikelsystem. Auf Grund der Lokalisation ist eine operative Intervention nicht möglich.

▶ bei leichtem Trauma der Nachweis oder Ausschluß von Herdbefunden

▶ zur Feststellung des cerebralen Todes.

Nach schwerem Schädel-Hirntrauma läßt das EEG z. Zt. im Primärstadium noch keine eindeutigen prognostischen Schlüsse zu. Hier wird die computergesteuerte Analyse wichtige neue Erkenntnisse bringen.

Im akuten Stadium der Verletzung sind folgende diagnostische Maßnahmen *kontraindiziert:*

▶ Das medikamentöse Weitstellen der Pupillen. Man verliert hierdurch eines der wesentlichsten Zeichen für pathologisch steigenden intrakraniellen Druck im Gefolge einer intrakraniellen Raumforderung.

Therapeutische Konsequenzen hat die Beurteilung des Augenhintergrundes auf keinen Fall. Eine Stauungspapille ist innerhalb der ersten acht Tage nach Trauma so gut wie nie zu beobachten. Frische

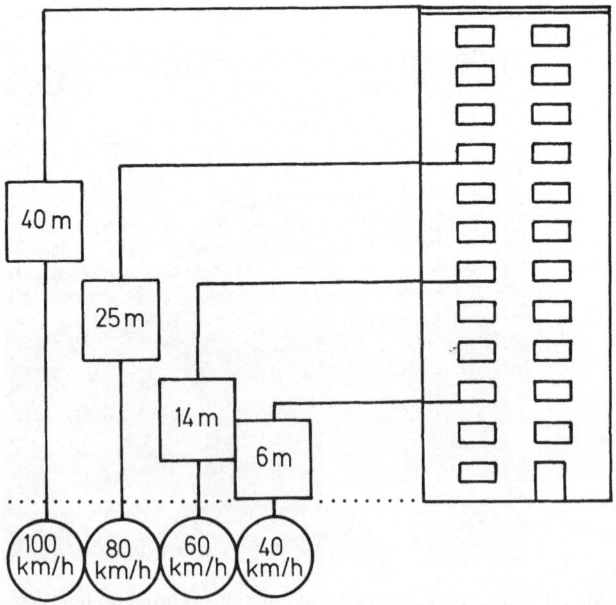

Abb. 13. Vergleich der Gewalteinwirkung beim freien Fall und Auffahrunfall

Blutungen sind meist Ausdruck der diffusen Hirnschädigung und in
den seltensten Fällen Zeichen beginnenden Hirndruckes.

► Die Lumbalpunktion bringt ebenfalls keine diagnostischen Hinweise.

Meistens ist der Liquor infolge der stattgefundenen Hirnkontusion
blutig gefärbt. Eine raumfordernde Blutung läßt sich hierdurch jedoch nicht nachweisen oder ausschließen. Man läuft große Gefahr,
bei eventuell erhöhtem intrakraniellen Druck eine Einklemmung zu
provozieren, und die schon gestörte vegetative Funktion ganz zum
Erliegen zu bringen (Abb. 13).

B. Erstversorgung am Unfallort und in der Klinik

Die Primärversorgung am Unfallort und in der Klinik unterscheidet sich nach schwerem Schädel-Hirntrauma nicht wesentlich von den Richtlinien der allgemeinen Traumatologie.

> Im Vordergrund steht die Stabilisierung und Unterstützung der Vitalfunktionen, um Sekundärschäden zu vermeiden. Bei Patienten mit schwerem Schädel-Hirntrauma kommt der Sicherung von Atmung und Kreislauf eine entscheidende Bedeutung zu.

Dies hat folgende Gründe:

▶ Durch Schädigung des Hirnstammes und der entsprechenden regulatorischen Zentren kommt es bei hirnverletzten Patienten in der Schockphase zu ausgeprägten vegetativen Entgleisungen. Diese können die schockbedingten zirkulatorischen und respiratorischen Störungen erheblich verstärken.

▶ Die normalerweise vorhandene Autoregulation der Hirndurchblutung ist nach schwerem Schädel-Hirntrauma häufig gestört oder regional aufgehoben. Die cerebrale Durchblutung folgt weitgehend Veränderungen des arteriellen Blutdruckes. *Blutdruckabfälle, die bei Patienten ohne cerebrale Beteiligung noch im physiologischen Bereich liegen und voll kompensiert werden, können hier zentral irreversible hypoxische Schäden setzen (Kap. F. II.).*

▶ Die geschädigte Hirnzelle ist wesentlich empfindlicher gegenüber O_2 Mangel als dies normalerweise der Fall ist. pH Schwankungen können nur noch bedingt kompensiert werden.

Deshalb muß nach schwerem Schädel-Hirntrauma in der Primärversorgung die schnelle und effektive Schockbekämpfung im Mittelpunkt der therapeutischen Bemühungen stehen. Parameter zur klinischen Beurteilung des Schockes sind neben dem klinischen Bild vor allem Blutdruck, Pulsfrequenz, Hauttemperatur, Hautfeuchtigkeit sowie Farbe des Nagelbettes (Abb. 14).

Als alarmierende Symptome sind anzusehen:

▶ Kalte cyanotische Akren und Schleimhäute
▶ Blutdruckabfälle bei zunehmender Tachykardie (Tabelle 5).

I. Primärversorgung

Im Rahmen der Erstversorgung kommt folgenden Punkten entscheidendes Gewicht zu:

▶ Freihalten der Atemwege, nötigenfalls Intubation (Guedel Tubus, Seitenlage)
▶ ausreichendes O_2 Angebot
▶ Stabilisierung des Kreislaufs durch kolloidale Volumenersatzmittel (1,5 g/kg/KG)
▶ Korrektur des Säure-Basen Haushaltes durch Bi-Carbonat Lösung (100–250 ml $NaHCO_3$ i. v.)
▶ hochdosierte Corticoide.

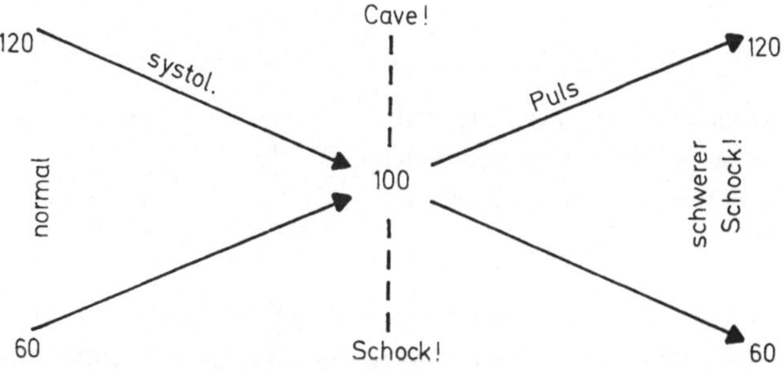

Abb. 14. Blutdruck/Puls Relation bei zunehmendem Schock

Tabelle 5. Schocksymptome

	Kreislauf	Klinik	Allgemeines
I. Phase	systolischer Blutdruck über 100 mm Hg, normale Blutdruckamplitude, Pulsfrequenz 100–120	kühle Akren, blasse Haut	geringe geistige Verlangsamung
II. Phase	systolischer Blutdruck um 80 mm Hg, kleine Blutdruckamplitude, Pulsfrequenz 120–150	Lippencyanose, kalte livide Akren, schweißbedeckte Haut	Unruhe, Angst, Bewußtseinstrübung, Durst, Lufthunger, Oligo-Anurie
III. Phase	arterieller Druck nicht meßbar, Pulsfrequenz uncharakteristisch, Arrhythmien	graues, cyanotisches Hautkolorit, feuchte klebrige kalte Haut	Bewußtlosigkeit, Ateminsuffizienz, Anurie

Die frühzeitige hochdosierte Steroidtherapie zur Prophylaxe des posttraumatischen Hirnödems (Kap. D. VI.) kann für den Patienten lebensrettend sein. Da die Wirkung von der Zeit der Injektion abhängt, sollen Schädel-Hirnverletzte schon im Notarztwagen 100 mg Dexamethason i. v. erhalten.

Kontraindiziert sind hingegen:
Osmo- oder Saludiuretika (Kap. D. VI.)
unnötige Sedierung (Kap. N).

Sofern nicht zwingende Gründe dagegen sprechen, sollte sich diesen Maßnahmen der schnellstmögliche Transport in eine entsprechend ausgerüstete Klinik anschließen.

Gerade bei schweren Schädel-Hirnverletzten spielt neben dem *Zeitfaktor* die Möglichkeit der ausreichenden klinischen Primärversorgung eine extrem wichtige Rolle. So wird es meist nur in der Klinik möglich sein, die Folgen der zentral bedingten vegetativen Entgleisungen gezielt zu therapieren. Hierzu gehört neben Atmungs- und Kreislauf- auch die Temperaturregulation. Schädel-Hirnverletzte zeigen oft extreme Temperaturentgleisungen, die in kurzer Zeit sowohl im hypo- als auch im hyperthermalen Bereich bedrohliche Werte annehmen können.

Zur Vermeidung hypoxischer Schäden muß frühzeitig von der *Intubation* und *Beatmung* Gebrauch gemacht werden.

Primär intubiert werden müssen alle bewußtlosen Patienten mit Zeichen der Hirnstammschädigung (Grad III–V).

Intubiert werden sollen somnolente oder bewußtlose Patienten (Verletzungsgrade I und II) sobald der Verdacht auf eine zentrale oder periphere Atemstörung besteht (Tabelle 6).

Aus Sicherheitsgründen werden Patienten in der Akutphase mit mindestens 40% O_2 beatmet.

Unberührt hiervon bleibt bei poly-traumatisierten Patienten die Indikation zur Intubation aus anderen Gründen (z. B. Lungenkontusion, Gesichtsverletzungen).

Ein rascher Transport ist aber auch wegen der Gefahr der intrakraniellen Raumforderung notwendig. *Hier muß das Ziel sein, die Hirnstammkompression zu verhindern, bevor irreversible Schäden eingetreten sind.*

Tabelle 6. Indikation zur Intubation

- Primäre Bewußtlosigkeit, Symptome der Hirnstammschädigung
- zentrale oder periphere Atemstörung
- ausgedehnte Gesichtsschädelverletzungen

II. Versorgung in der Klinik

Nach Eintreffen in der Klinik müssen folgende *Labordaten* kontrolliert werden:

- Hämoglobin
- Hämatokrit
- Blutgase
- Elektrolyte
- Blutgruppe (Kreuzblut).

Vollblut bzw. Erythrocytenkonzentrate in Verbindung mit Plasma-Proteinlösungen sollten bei einem Hb unter 10 mg% oder bei protrahiertem Schock trotz ausreichender Zufuhr kolloidalen Volumenersatzes gegeben werden.

Grundsätzlich gehören zur *klinischen Erstversorgung* Schädel-Hirnverletzter:
- ein sicherer venöser Zugang
- eine Magensonde, sowie der
- Blasenkatheter.

Letzterer ist gerade bei tief bewußtlosen Patienten mit Hirnstammbeteiligung notwendig. Diese Patienten entwickeln häufig akut zentral ausgelöste Polyurien. Hierbei können in kurzer Zeit mehrere Liter Urin ausgeschieden werden. Wegen der oft gleichzeitig bestehenden Harnverhaltung können diese Urinmengen einen massiven Blasenhochstand bewirken, der sogar ein akutes Abdomen vortäuschen kann.

In gleicher Richtung sichert die Einlage einer Magensonde vor der Folge der rasch auftretenden atonischen Zustände des Magen-Darmtraktes mit Entleerung großer Sekretmengen.

Ein schwieriges Kapitel ist die *Sedierung hirnverletzter Patienten.* Man muß sich darüber im Klaren sein, daß jede Sedierung neben der möglichen Atemdepression die Einordnung der Bewußtseinslage erschwert. Damit vergibt man sich das wichtigste diagnostische Kriterium (Kap. A.).

Deswegen werden bei der Primärversorgung bevorzugt *kurzwirkende Sedativa* angewandt. In Frage kommt hier besonders das Diazepam (Valium). Die Dosierung richtet sich nach der Wirkung. Im allgemeinen rechnet man bei Kinder $^1/_2$–1 Ampulle (5 mg), bei Erwachsenen 1–2 Ampullen (10 mg und 20 mg) i. v. (Kap. N.)

Indikation zur Sedierung während der Primärversorgung sind folgende Befunde:

▶ Notwendigkeit der Intubation

▶ massive Streckkrämpfe.

Zur Ruhigstellung bei starken Schmerzen sollten Sedativa bei Schä-del-Hirnverletzten nicht angewandt werden. Hier ist die Gabe stark wirkender Analgetika vorzuziehen (Fortral i. m.). *In jedem Fall muß der weiterbehandelnde Kollege über die Art und Menge der ver-abreichten Sedativa unterrichtet werden,* um die Reaktionslage des Patienten sicher einschätzen zu können.

Um die negative Auswirkung der zentralen Dysregulation so gering wie möglich zu halten, müssen die Erstuntersuchungen kurz und schnell durchgeführt werden.

> D. h. je tiefer der Grad der Bewußtlosigkeit, desto schneller müssen die diagnostischen und operativen Maßnahmen durchge-führt werden, um den Patienten rasch auf die Intensivstation verlegen zu können.

III. Venenkatheter

Aus der Notwendigkeit eines sicheren venösen Zuganges auch über Wochen und Monate hinweg ergibt sich die Frage nach der Art und Einlagemethode des Venenkatheters.

Folgende Forderungen sind bei schweren Schädel-Hirnverletzten zu erheben:

▶ Möglichkeit der Infusion hochmolekularer Substanzen

▶ regelmäßige Blutentnahme

▶ Einlage unter streng aseptischen Bedingungen

▶ korrekte Lage im rechten Vorhof

▶ Zuverlässigkeit über einen längeren Zeitraum.

Methode der Wahl ist die perkutane Einlage − entweder über eine Armvene oder nach Direktpunktion der vena subclavia.

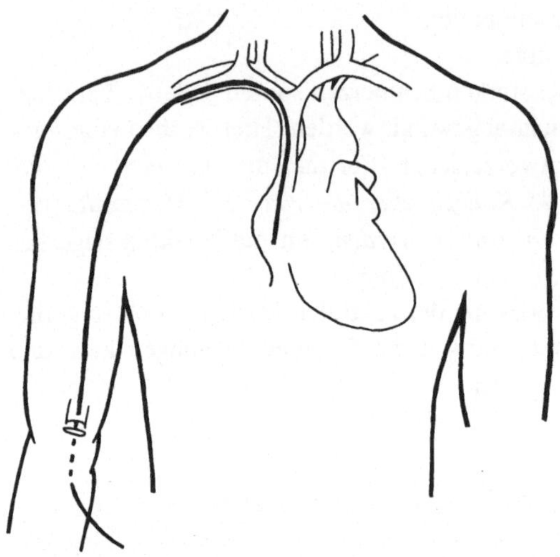

Abb. 15. Venöser Zugang.
Venenkatheter müssen unter sterilen Bedingungen eingelegt werden. Die korrekte Lage im rechten Vorhof ist nur durch Röntgenkontrolle gewährleistet

IV. Neurochirurgisches bzw. neurotraumatologisches Konsil

Nach der Primärversorgung erhebt sich die Frage, ob und wann ein neurochirurgisches Konsil notwendig ist. Die Ideallösung wäre natürlich, wenn alle Schädel-Hirnverletzten ab der Verletzungsstufe II von einem in der Neurotraumatologie erfahrenen Arzt beurteilt werden könnten, unabhängig davon, ob eine direkte operative Indikation besteht oder nicht.

In der Praxis scheitert eine solche Forderung jedoch an dem krassen Mißverhältnis zwischen den wenigen neurochirurgischen bzw. neurotraumatologischen Abteilungen und der großen Zahl der Schädel-Hirnverletzten. Somit kann augenblicklich nur ein Bruchteil der schwer hirnverletzten Patienten adäquat versorgt werden.

Bevor dieser Zustand nicht behoben ist, muß differenziert werden zwischen einer absoluten und einer relativen *Indikation zur Verlegung in ein neurotraumatologisches Zentrum* (Tabelle 7).

30

Tabelle 7. Indikation zur Verlegung in ein neurotraumatologisches Zentrum oder eine Schwerpunktklinik mit entsprechenden radiologischen, operativen und intensivmedizinischen Möglichkeiten

---

- Offene Hirnverletzungen
- ausgedehnte Impressionsfrakturen
- Verdacht auf intrakranielle Blutungen
- Bewußtlosigkeit mit Zeichen der Hirnstammschädigung

Absolute Indikation:

▶ nachgewiesene intrakranielle Raumforderung

▶ dringender Verdacht auf intrakranielle Raumforderung

▶ offene Hirnverletzung.

Relative Indikation:

▶ Patienten mit schweren zentralen Funktionsstörungen. D. h. Verletzte der Grade III und IV (bewußtlos, Zeichen der Hirnstammschädigung) auch ohne nachgewiesene Raumforderung zur Intensivüberwachung und Therapie durch speziell geschultes Personal mit entsprechender apparativer Ausrüstung.

Allerdings muß in der zweiten Gruppe Kindern und jüngeren Erwachsenen der Vorzug gegenüber älteren Patienten gegeben werden, da diese die weitaus günstigere Chance zur Restitution haben.

Bei Patienten der Verletzungsstufe V (primär beidseits mittel bis maximal weite Pupillen, Reaktion nur noch mit Streckkrämpfen oder keine Schmerzreaktion) ist die Prognose in den meisten Fällen infaust. Eine Verlegung sollte im Einzelfall abgesprochen werden.

Ein neurologisches Konsil ist in allen Fällen zu fordern, bei denen eine Verlegung in eine Spezialklinik nicht erfolgen kann.

C. Die Intensivbehandlungseinheit

Primärversorgung und weiterführende Therapie schwer hirnverletzter Patienten sind ohne entsprechend personell und apparativ ausgerüsteten Behandlungseinheiten nicht möglich und auch vom ärztlichen Standpunkt aus nicht zu verantworten.

Um eine sichere Überwachung zu gewährleisten, sind bei Patienten mit schwerem Schädel-Hirntrauma im Gegensatz zu anderen Intensivpatienten eine Reihe baulicher Voraussetzungen notwendig. Wie ausgeführt, bilden die Bewußtseinslage und die Pupillenreaktion wichtige Kriterien für den Zustand dieser Patienten. Beide Parameter können nicht apparativ überwacht werden. *Das bedeutet, daß ein Teil des Pflegepersonals sich permanent innerhalb des eigentlichen Patientenraumes aufhalten muß, um den dauernden persönlichen Kontakt zum Patienten zu gewährleisten.* Aus diesem Grunde kommen zur Überwachung von Patienten nach schwerem Schädel-Hirntrauma nur offene bzw. halboffene Einheiten mit einem zentralen Überwachungsplatz in Frage. Von hier muß die Möglichkeit zum direkten blickmäßigen Patientenkontakt bestehen. Die Einheiten sollten wegen der Übersichtlichkeit eine Kapazität von 7–8 Betten nicht überschreiten (Abb. 16).

Bei großem Bedarf kann eine zweite Einheit parallel geschaltet werden.

Der Nachteil der ungünstigeren hygienischen Verhältnisse muß bei dieser Lösung zu Gunsten der Sicherheit des Patienten in Kauf genommen werden.

Unbenommen bleibt hierbei die Notwendigkeit einer ausreichenden

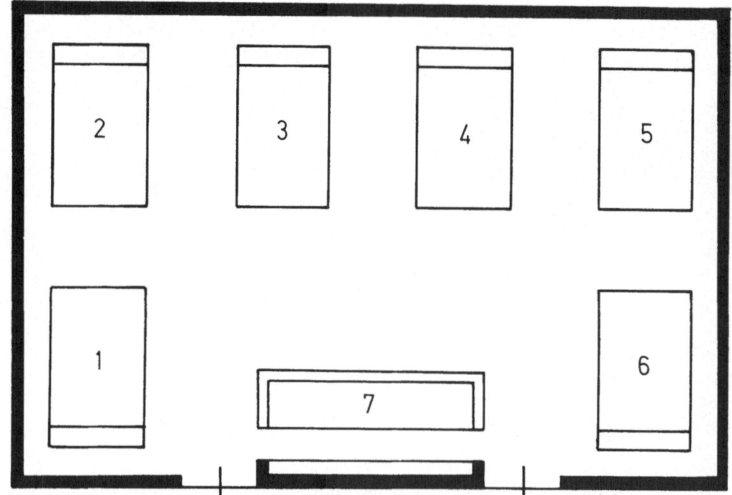

Abb. 16. Beispiel einer Intensivüberwachungseinheit im offenen System.
(1–6 = Betten, 7 = Überwachungsplatz)

Zahl von Nebenräumen. Im allgemeinen ist der Bedarf einer offenen Einheit mit etwa 14 m^2 pro Bett und zusätzlich 15 m^2 Nutzfläche der Nebenräume pro Patient zu veranschlagen.

Aus diesen Forderungen ist es verständlich, daß die Behandlung schwer schädeltraumatisierter Patienten im Rahmen der normalen chirurgischen oder interdisziplinären Intensiveinheiten oft auf große Schwierigkeiten stoßen muß, da letztere in der Regel im geschlossenen System mit Einzelboxen konzipiert sind.

Hierbei wird bei der meist vorhandenen Personalknappheit in vielen Fällen keine lückenlose Überwachung gewährleistet sein.

I. Apparative Voraussetzungen

Abgesehen von der baulichen Voraussetzung entsprechen die apparativen Notwendigkeiten im wesentlichen der Ausstattung anderer Intensivstationen.

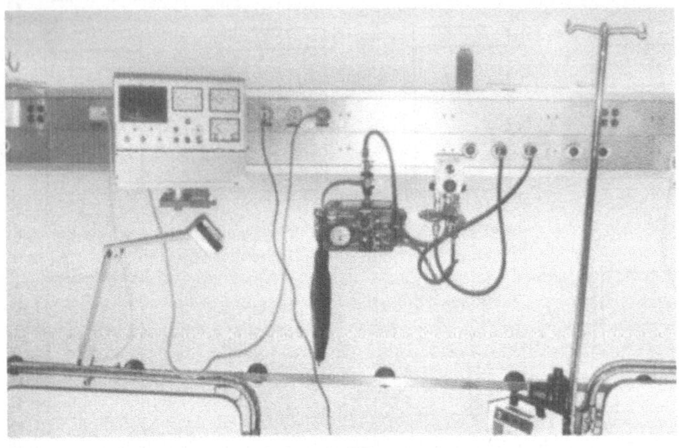

Abb. 17. Wandschienensystem zur Aufnahme von Respirator, Monitore, Lampe und Absauger sowie Anschlüssen für Druckluft, Sauerstoff, Vakuum und Strom

Pro Bett muß eine Beatmungs- und Absaugeinrichtung vorgesehen werden, d. h. an jedem Bettplatz müssen Anschlüsse für Sauerstoff, Druckluft und Vakuum vorhanden sein. Hinzu kommt eine ausreichende Anzahl von Steckern für Monitor und andere elektrische Geräte. Bewährt haben sich Wandschienensysteme zur Aufnahme der Geräte wie: Absauger, Standgefäße, Monitore, Blutdruckgeräte und Ablagen. Diese werden von verschiedenen Firmen angeboten. Für jedes Bett ist zusätzlich zur Raumbeleuchtung eine Lampe mit gebündeltem Lichtschein vorzusehen. Hiermit wird die Durchführung kleinerer Einggriffe, aber auch die Prüfung der Pupillenreaktion erleichtert (Abb. 17).

1. Monitore

Zu jedem Bettplatz gehört ein Monitor, der die Vitalgrößen: EKG, Puls, Temperatur und Atemfrequenz kontinuierlich wiedergibt. Alarmeinrichtungen müssen für Puls, Temperatur und Atmung gegeben sein. Zusätzlich sind diese Werte auf einem zentralen Monitor abrufbar, der sich im Überwachungsraum befindet.

Der Blutdruck wird normalerweise manuell oder automatisch unblutig gemessen. Zwei komplette Einheiten zur blutigen Blutdruckmessung sollen zusätzlich vorhanden sein. Hinzu kommen vier Elektromanometer zur intrakraniellen Druckmessung (Kap. D. II.).

2. Beatmungsgeräte

Da bewußtlose Patienten in der Regel beatmet werden, ist für jedes Bett ein Beatmungsgerät vorzusehen. Bei der großen Zahl der benötigten und im Betrieb zu überwachenden Geräte, sollten möglichst einfach zu bedienende Respiratoren zur Anwendung gelangen. Hier haben sich besonders Bird-Respiratoren bewährt, die druckgesteuert mit variablem Flow arbeiten. Mit diesen Respiratoren wird man den Erfordernissen während der Akutphase bei den meisten Schädel-Hirnverletzten gerecht. Für Langzeitbeatmung sollten volumengesteuerte Geräte zur Verfügung stehen.

Eine Oxygen-Blende ist in jedem Fall dem Atmungsgerät vorzuschalten, da sonst keine exakte Kontrolle über den O_2 Anteil der Einatmungsluft möglich ist.

An technischer Ausrüstung sind weiterhin notwendig: ein fahrbares 8-kanäliges EEG und ein tragbares mehrkanäliges EKG Gerät.

Ein technisch optimal ausgerüstetes Labor muß in erreichbarer Nähe der Intensivstation sein. Neben der kontinuierlichen Bestimmung der normalen Daten müssen Blutgase sowie Gerinnungswerte jederzeit bestimmbar sein.

II. Personelle Voraussetzung

Die Überwachung und Behandlung bewußtloser und damit extrem gefährdeter Patienten stellt höchste Ansprüche an das ärztliche und pflegerische Personal.

Neben den Maßnahmen der allgemeinen Intensivüberwachung und -pflege ist die Beurteilung der Bewußtseinslage und der Pupillenreaktion notwendig, die bei hirnverletzten Patienten vom pflegerischen Personal zuverlässig und eigenverantwortlich erfolgen muß. Somit müssen pro Schicht ausreichend erfahrene Schwestern und Pfleger vorhanden sein, die in der Lage sind, gefährliche Zustände zu erkennen und erste Behandlungsschritte einzuleiten. Jüngeres Pflegepersonal muß gründlich eingewiesen werden, wobei die Erfahrung besonders durch die Zusammenarbeit mit erfahrenem Personal wächst.

Da es sich überwiegend um beatmete Patienten handelt, ist ein Schlüssel von drei Pflegekräften pro Bett und pro Patient zu fordern.

III. Überwachung

Die Aufgaben auf der Intensivbehandlungseinheit gliedern sich in zwei Gruppen:
▸ die intensivmedizinische und
▸ die pflegerische Tätigkeit.
Beide Bereiche lassen sich naturgemäß nicht voneinander trennen. Neben der rein medizinischen Tätigkeit ist es die Aufgabe des ärztlichen Personals, die Koordinierung zwischen intensivmedizinischen und pflegerischen Notwendigkeiten durchzuführen, um eine optimale Patientenversorgung zu gewährleisten.
Die eigentlich *intensivmedizinischen Maßnahmen* erstrecken sich auf folgende Punkte:
▸ Vitalfunktion (Atmung, Kreislauf, Temperatur)
▸ Bewußtseinslage und Pupillenreaktion
▸ Infusionsbilanz
▸ Elektrolyte, Blutgase und Säure-Basen-Haushalt
▸ Ernährung
▸ Erkennen von Sekundärkomplikationen.
Dem *pflegerischen Bereich* sind zuzuordnen:
▸ allgemeine Hygiene

36

6 x 50 Sonde + 50 Tee

| Uhrzeit | Einfuhr | | Ausfuhr | Name: |
	Infusion	oral	(spez. Gewicht)	W. K. * 20.3.45
8	500 Glucose 20%	50 Sonde + 50 Tee		Datum: 12.5.77
10	+ 24 E Alt Insulin + 20 KCl			Besondere Anordnungen:
12	500 Aminofusin 10%	"		1 Lanicor i.v. 9⁰⁰
14				1 Ozothin i.v.
16	500 Ringer	"		9⁰⁰ – 17⁰⁰ – 1⁰⁰
18	+ 20 KCl + 40 NaCl			4 mg Decadron i.v.
20		"		9⁰⁰ – 12⁰⁰ – 17⁰⁰ – 21⁰⁰ – 1⁰⁰
22				1 Valium i.v.
24	500 Glucose 20%	"		9⁰⁰ – 17⁰⁰ – 1⁰⁰
2	+ 24 E Alt Insulin + 20 KCl			
4		"		
6				Ausfuhr 2 stündlich
Summe				
8				

Abb. 18. (Vorderseite). Beispiel eines Überwachungsprotokolles.
Neben der Ein- und Ausfuhr, den täglichen Medikamenten werden Blutdruck, Temperatur und besondere Vorkommnisse notiert

37

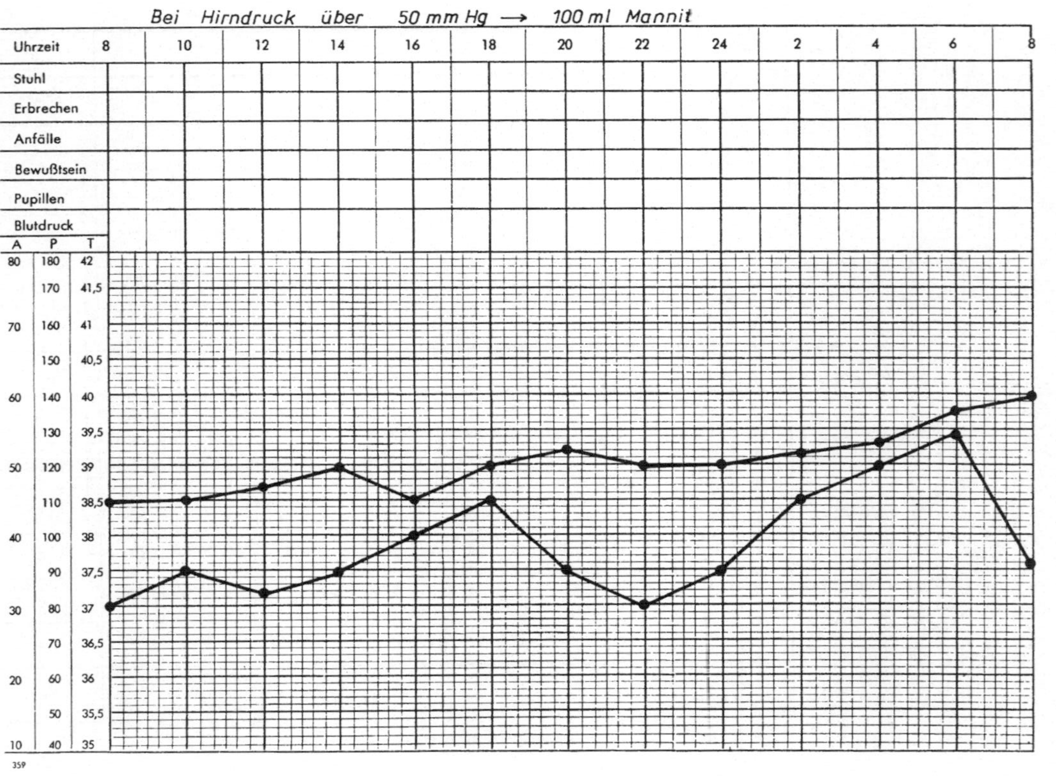

Abb. 18. (Rückseite)

38

▶ Pflege und Lagerung der Patienten

▶ Verabreichung der Medikamente, Sonde, Infusionen

▶ Pflege von Venen- und Urinkatheter

▶ Überwachung von Urin- und Stuhlfunktion.

Voraussetzung für eine sichere Überwachung ist, daß wichtige Meßwerte sowie besondere Vorkommnisse auf einem eigenen Blatt *regelmäßig notiert werden* (Abb. 18).

Stündlich sollten die Meßwerte festgehalten werden, die durch technische Einrichtungen erfaßt und kontinuierlich registriert werden. Hierzu gehören *Vitalgrößen* wie:

Atmung — Herzfrequenz — Blutdruck (blutig) — Temperatur — intrakranieller Druck.

Nicht kontinuierlich registriert, aber dauernd überwacht werden: Bewußtseinslage — Pupillenreaktion — Respiratorfunktion — Durchgängigkeit von Tubus.

Tabelle 8. Alarmsituation, die ein sofortiges und gezieltes Eingreifen erforderlich macht. Alle Verantwortlichen des ärztlichen und pflegerischen Dienstes sind hierüber genauestens zu unterweisen

---

- Weite lichtstarre Pupillen
- rasche Verschlechterung der Reaktionslage
- RR Abfall
- Asystolie
- generalisierter Krampfanfall
- Hirndruck über 50 mm HG
- Respiratorausfall
- Tubusverlegung

Sofern der Blutdruck nicht direkt gemessen wird, sollten stündlich Kontrollen erfolgen.

Besonderheiten der Bewußtseinslage, der Pupillenreaktion, Krampfanfälle o. ä. sollten ebenfalls gesondert aufgeführt werden.

In der Akutphase müssen 3× täglich, später 1× täglich folgende Labordaten bestimmt werden:

Hämoglobin − Hämatokrit − Elektrolyte − Blutzucker.
Wöchentlich einmal kontrolliert werden: Blutbild, Leber- und Nierenwerte einschließlich Elektrophorese, zusätzlich Abstriche zur bakteriologischen Testung aus Tubus, Blasenkatheter und Blut. Bei Patienten, die hyperosmolare Lösungen erhalten, muß täglich die Serumosmolarität bestimmt werden.
Die Überwachung der Infusionstherapie muß stündlich erfolgen, um eine kontinuierliche Zufuhr der gewählten Menge zu gewährleisten.
In 4-stündigen Abständen werden Ein- und Ausfuhr kontrolliert, um den Wasserhaushalt ausgeglichen zu halten (Tabelle 9).

Tabelle 9. Schema der Überwachungsmaßnahmen. Besonderes Gewicht muß auf die Beobachtung von Bewußtseinslage, Pupillenreaktion, Respiratorfunktion und Durchgängigkeit des Tubus gelegt werden

Dauernd:	*Stündlich:* (protokolliert)	*4-stündlich:*
• Bewußtseinslage	• Atmung	• Infusionsbilanz
• Pupillenreaktion	• Herzfrequenz	• evtl. E'lyte +
• Vitalwerte	• Blutdruck	Blutgase
• intrakranieller Druck	• Temperatur	
• Durchgängigkeit von Tubus		
• Respiratorfunktion		

8-stündlich:	*Täglich:*	*Wöchentlich:*
• Hämoglobin	• Blutgase	• Blutbild
• Hämatokrit	• Osmolarität	• Leberwerte
• Elektrolyte	• Stuhlausscheidung	• Nierenwerte
• Blutzucker	• Gerinnungswerte	• Elektrophorese
		• Abstriche
		• Rö-Thorax und Venenkatheter

IV. Pflege

Bei *allen pflegerischen Maßnahmen muß neben der Sicherheit des Patienten die Infektionsprophylaxe im Vordergrund stehen.* Dies bezieht sich besonders auf die Beatmungssysteme einschließlich Tubus sowie Venen- und Blasenkatheter.

Einen wichtigen Teil nimmt die Körperpflege ein, einschließlich der Verhinderung von Dekubitalgeschwüren und Kontrakturen.

Wie später noch ausgeführt, ist in Bezug auf die cerebrale Durchblutung und den intrakraniellen Druck in der Initialphase die *Rückenlage mit gerade liegendem Kopf und leicht erhöhtem Oberkörper die günstigste Position.* Längere Seitenlagen, insbesondere Abkippen des Kopfes, sind für die cerebrale Situation äußerst ungünstig (Kap. D. VI.).

Die längere Rückenlage birgt für den Patienten jedoch auch Risiken, da in den aufliegenden Partien (Hinterkopf, Schultern, Gesäß, Fersen) *Decubitalulcera* entstehen können.

Deswegen sind einige Punkte *Voraussetzung für die Lagerung:*

► Das Bett muß mit einer dicken, durchgehenden Schaumstoffmatratze belegt sein.

► Der Hinterkopf liegt in einem Ring aus Schaumstoff oder einem weichen Kissen.

► Alle vier Stunden müssen die Patienten auf die Seite gedreht und mit einem hautschützenden Spray abgeklopft werden. Danach erfolgt erneute Rückenlage.

Kontrakturen der Gelenke können selbst durch eine sachgemäße Lagerung unter Anleitung speziell ausgebildeter Krankengymnastinnen nur zum Teil verhindert werden. Gleiches gilt für die Anlage von Schienen oder Gipsverbänden. *Die beste Prophylaxe ist die intensive, täglich mehrmalige, aktive krankengymnastische Betreuung des Patienten.* Regelmäßig muß ebenfalls eine gründliche Mundpflege mit aseptischer Lösung sowie ein Bindehautschutz durch neutrale Augensalben vorgenommen werden.

Blasenkatheter werden wöchentlich einmal gewechselt. Blasenspülungen erfolgen nur in Ausnahmefällen. Indikation ist trüber Urin mit Sediment, der eine Verlegung des Katheters hervorrufen kann. Die Spülung wird mit steriler Ringerlösung vorgenommen. Antibiotika werden nach Testung systemisch und lokal gegeben.

Seit mehreren Jahren werden in unserer Klinik Blasenkatheter in den ersten zwei Wochen nach Trauma nicht mehr abgeklemmt. Einmal besteht bei verschlossenem Katheter die Gefahr der Blasenruptur durch plötzliche Polyurie, zum anderen haben Nachuntersuchungen einer großen Zahl von Patienten gezeigt, daß auch nach länger frei abfließendem Urin keine Blasenstörungen nachweisbar waren (Schrumpfblasen).

In Abhängigkeit der gegebenen Sondenernährung muß in regelmäßigen Intervallen für eine ausreichende *Stuhlentleerung* gesorgt werden. (Agarol, Mikroklist, Prostigmin 1–5 Amp. i. v.)

Wechsel und Spülen des Blasenkatheters sowie Art und Menge der Stuhlentleerung sollen protokolliert werden.

Folgende Verbände werden täglich steril gewechselt: Kopf – Cavakatheter – periphere Verletzungen – Mullbinden an Tubus und Sonde.

Täglich sind ebenfalls Redon- und Ablaufdrainage nach Notierung der Flüssigkeitsmenge steril zu wechseln. (Tabelle 10) Zur Vermeidung von ossifizierenden Myositiden oder lokalen Abszessen sollen bei lang liegenden Patienten *Medikamente ausnahmslos intravenös verabreicht werden.*

Tabelle 10. Zusammenstellung der wichtigsten pflegerischen Maßnahmen

4-stündlich:	*3 × täglich:*
• Seitenlagerung mit Abklopfen des Rückens	• Krankengymnastik
• Bronchialtoilette	• Augensalbe (neutral)
• Lungenblähung mit Ambu-Beutel	• Mundpflege
	• Blasenspülung bei trübem Urin und Sediment
	• Betten

Täglich:
• steriler Verbandwechsel

Wöchentlich:
• Blasenkatheter-Wechsel

Venenkatheter:
• kontinuierliche Infusion
• Zusatz von Heparin
• Durchspülen nach Blutentnahme
• ausreichende Fixierung
• steril verbinden

D. Die posttraumatische Hirnschwellung

Neben der intrakraniellen Raumforderung stellt die posttraumatische Hirnschwellung die schwerwiegendste Komplikation dar.
Die cerebrale Volumenzunahme führt zwangsläufig zur Erhöhung des intrakraniellen Druckes, da die knöcherne Schädelkapsel einen Ausgleich durch Expansion nur in geringem Ausmaß zuläßt.

I. Pathophysiologie

Wie neuere Untersuchungen gezeigt haben, *liegen der cerebralen Volumenzunahme zwei additiv wirkende Vorgänge zu Grunde:*
Einmal das „*vasogene*" *Hirnödem* mit Austritt proteinreicher Flüssigkeit in den extravasalen bzw. intrazellulären Raum. Eingeleitet wird dieser Mechanismus durch eine Störung der Bluthirnschranke, welche normalerweise für höher molekulare Substanzen nicht durchgängig ist.
Als ursächliche Faktoren werden diskutiert: lokale Zirkulationsstörungen in der Umgebung von Kontusionsherden, cerebrale Hypoxie, Einwirkung biogener Amine, Veränderung osmotischer Gradienten sowie Hemmung des Zellstoffwechsels durch Verminderung energiereicher Phosphate.
Ein weiterer wesentlicher Grund der Hirnschwellung ist die *cerebrale Blutvolumenzunahme.* Sie wird ausgelöst durch lokalen oder generalisierten Verlust der Autoregulation der Hirndurchblutung mit nachfolgender Vasodilatation (Kap. F. I.). Begünstigend wirken vermehrter Anfall von PCO_2 und saurer Stoffwechselprodukte, hypertone Blutdruckwerte und Behinderungen des venösen Abflusses.

Bei der Zunahme des intrakraniellen Druckes müssen zwei Phasen
unterschieden werden:

① *Phase der Druck-Volumen Kompensation*
  Hier wird das zunehmende Volumen durch Verdrängen des Liquors aus den cerebralen Reserveräumen (Ventrikel- oder Sub-
  arachnoidalraum) kompensiert. Relativ große Volumenzunah-
  men führen zu nur geringen intrakraniellen Druckerhöhungen.

② *Phase der Druck-Volumen Dekompensation*
  Nach Auffüllen der intrakraniellen Reserveräume bewirkt die

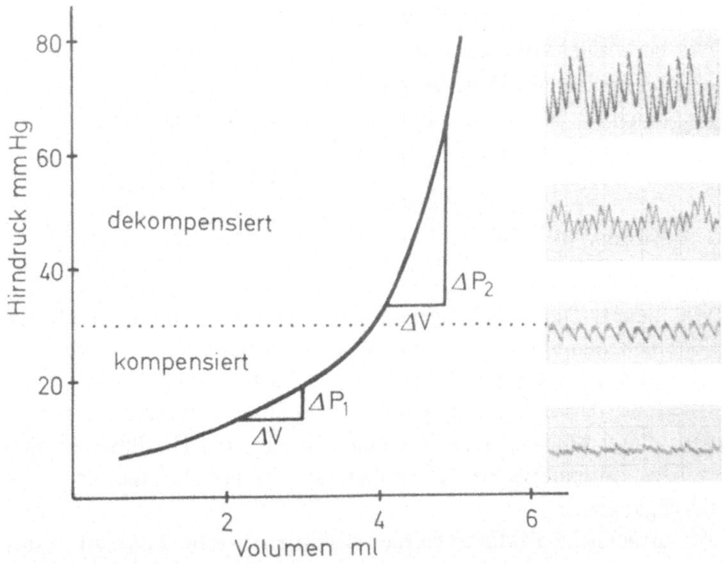

Abb. 19. Druck-Volumen Kurve.
Diese Darstellung gibt die Beziehung intrakranieller Volumenänderungen
und Hirndruck wieder. Eine definierte Volumenzunahme (ΔV) bewirkt bei
niedrigem Hirndruck nur eine geringe Erhöhung des intrakraniellen Druckes
(ΔP_1). Im hohen Hirndruckbereich kann ein Ausgleich über die cerebralen
Reserveräume nur noch in beschränktem Umfang erfolgen. Gleiche Volu-
menzunahmen (ΔV) führen jetzt zu starken Hirndruckerhöhungen (ΔP_2).
Diese Reaktion spiegelt sich in der Amplitude der Hirnpulsation wieder. Mit
zunehmender Erschöpfung der cerebralen Reserveräume nehmen die Amplituden zu. Die typische Gehirnpulsation verschwindet. Es können jetzt nur
noch steile, sägezahnartige Wellen hoher Amplituden registriert werden

weitere cerebrale Volumenzunahme einen raschen Anstieg des intrakraniellen Druckes. Der Druckausgleich kann jetzt nur noch durch Massenverschiebung in Richtung Tentoriumschlitz bzw. foramen magnum erfolgen. Dies führt zur Kompression und schließlich irreversiblen Schädigung wichtiger vegetativer Zentren.

Die geschilderten Zusammenhänge lassen sich schematisch in der sogenannten Druck-Volumen Kurve darstellen (Abb. 19).

Ein weiterer wesentlicher Faktor ist die *Verringerung des effektiven cerebralen Perfusionsdruckes* durch steigenden intrakraniellen Druck. (Kap. F. II.) Die nachfolgende cerebrale Durchblutungsabnahme führt zur progredienten Acidose der Hirnzellen. Vermehrt anfallende saure Stoffwechselprodukte (Lactat, CO_2) bewirken eine *cerebrale Vasodilatation, die den intrakraniellen Druck sprunghaft weiter steigen läßt.* Der rasche Anstieg des Hirndruckes von einem erhöhten Druckniveau auf extrem hohe Werte wird in der Literatur allgemein als *Plateau Wellen* oder A-Wellen bezeichnet. Charakteristisch, aber nicht obligat ist der spontane Abfall innerhalb stark variierender Zeitdauer (Minuten bis Stunden) (Abb. 20).

Übersteigt der intrakranielle Druck für längere Zeit den Blutdruck,

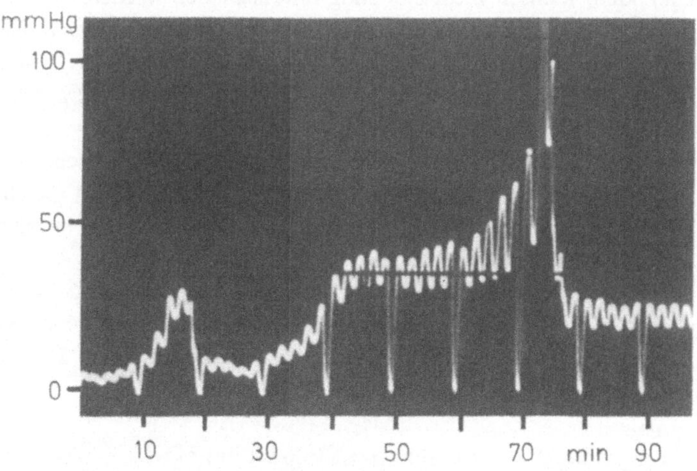

Abb. 20. Registrierung einer Plateau-Welle

kommt die Hirndurchblutung völlig zum Erliegen. Schematisch lassen sich die klinischen Zeichen des steigenden Hirndruckes folgendermaßen darstellen:

Erhöhter Hirndruck

Kopfschmerz
Erbrechen
Bewußtseinstrübung
Nackensteife

Einklemmung

Bewußtseinsverlust
Streckstellung der Extremitäten
maximale Miosis oder träge Lichtreaktion
Störung der Pupillenmotorik
Veränderung der Atmung
progrediente Mydriasis
Erlöschen der Schmerzreaktion
Zusammenbruch von Kreislauf und Atemfunktion

Bei Patienten mit nachgewiesener intrakranieller Raumforderung spricht das Auftreten der geschilderten Symptome in der Regel für zunehmenden Hirndruck.

Schwieriger ist die Situation nach traumatischer Hirnverletzung. Hier kann klinisch nicht eindeutig unterschieden werden, ob diese Zeichen *Ausdruck steigenden intrakraniellen Druckes mit sekundärer Hirnstammkompression sind oder dem akuten Mittel- bzw. Bulbärhirnsyndrom bei primärer Hirnstammschädigung entsprechen.* (Kap. A.)

Wie verschiedene Untersuchungen zeigten, tritt eine Verschlechterung der Reaktionslage sowie Hirnstammsymptomatik in gleicher Häufigkeit während Phasen normalen und stark erhöhten intrakraniellen Druckes auf (Tabelle 11).

Die oft erwähnten Druckpulse mit Bradykardien unter 50/Min. sind ebenso wie hypertensive Blutdruckkrisen im Sinne des Cushing Reflexes nicht beweisend für pathologischen Hirndruck (Kap. F. II.).

Eine genaue Differentialdiagnose erlaubt nur die kontinuierliche Messung des intrakraniellen Druckes.

Tabelle 11. Klinischer Befund – intrakranieller Druck. Bei bewußtlosen Patienten ist auf Grund der klinischen Symptome ein Rückschluß auf die Höhe des intrakraniellen Druckes nicht mit Sicherheit möglich (n = 150)

	Normaler Hirndruck < 25 mm Hg	Erhöhter Hirndruck > 50 mm Hg
Verschlechterung der Reaktionslage	48%	52%
Hyperthermien	45%	55%
Streckkrämpfe	54%	46%
Bradykardien	57%	43%

II. Meßmethoden

Die Bestimmung des intrakraniellen Druckes ist augenblicklich *nur mit invasiven Methoden möglich.* In die Messung geht nur der Gesamtdruck ein, d. h. die durch Ödem und Blutvolumen bedingte Massenzunahme. Im Einzelfall kann nicht unterschieden werden, welcher von beiden Faktoren überwiegt.

Deswegen spricht z. B. ein Computertomogramm mit fehlendem oder nur geringem Ödemnachweis nicht gegen erhöhten intrakraniellen Druck.

Zwei verschiedene Meßverfahren haben sich als *Standardmethoden* zur Überwachung des Hirndruckes durchgesetzt:
- die Bestimmung des Liquordruckes im Sinne einer hydrostatischen Messung
- Messung im epiduralen Raum mit der Registrierung des Druckes der Hirnoberfläche gegen die Tabula interna.

1. Liquordruckmessung

Der Liquordruck kann beim Menschen an verschiedenen Stellen bestimmt werden:

▸ durch Anlage eines Bohrloches zentral im Ventrikel

▸ nach Punktion im Suboccipital- oder Lumbalbereich.

Für Patienten nach Schädel-Hirntrauma mit unklaren cerebralen Druckverhältnissen kommt aus Sicherheitsgründen überwiegend die Messung im Seitenventrikel in Frage.

Zwei Gründe sprechen gegen die Applikation im Lumbalbereich: Wie Vergleichsmessungen gezeigt haben, dissoziieren nach Erschöpfung der cerebralen Reserveräume die zentral und spinal genommenen Werte. Die spinalen Messungen sind u. U. nicht mehr repräsentativ für den intrakraniellen Bereich.

> Bei erhöhtem intrakraniellen Druck besteht die große Gefahr, durch die Punktion eine Einklemmung des Hirnstammes zu provozieren.

Vorgehen bei der intraventrikulären Methode:

① Anlage eines frontalen Bohrloches

② Eröffnung der Dura

③ Punktion des Seitenventrikels

④ Einlage eines Silikonschlauches

⑤ Verbinden des Katheters mit einem externen Druckwandler.

Bei einiger Übung und normal weiten Ventrikeln hat sich dieses Verfahren in zahlreichen Kliniken bewährt (Abb. 21). Voraussetzung ist strengste Asepsis während der Liegezeit des Katheters.

Nach Schädel-Hirntrauma ist die Einlage des Ventrikelkatheters wegen der allgemeinen Hirnschwellung oft schwierig. Neben der erhöhten Infektionsgefahr bei eröffneten Liquorräumen können Fehlmessungen entstehen durch Verlegen der Ventrikel, corpusculäre Beimengungen des Liquors (Blut, Gewebe) mit Verstopfen der dünnen Silikonschläuche, sowie Abknicken des externen Drainageteils bei unruhigen Patienten. *Vorteil des Verfahrens ist die Möglich-*

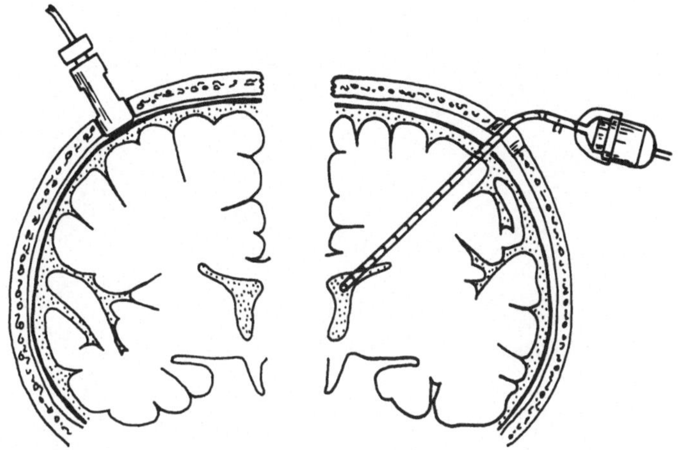

Abb. 21. Schematische Wiedergabe der gebräuchlichsten Methoden zur intrakraniellen Druckmessung.
Links: epidurale Meßwertaufnahme; *rechts:* Ventrikelkatheter mit externem Druckaufnehmer

keit zur Abnahme von Liquor zu therapeutischen oder diagnostischen Zwecken.

2. Epidurale Methoden

Aus diesen Gründen hat sich bei Schädel-Hirnverletzten Patienten die Messung im epiduralen Raum bewährt.

Hierbei wird ebenfalls nach Anlage eines frontalen Bohrloches ein Miniaturdruckwandler direkt entweder zwischen Knochen und Dura oder im Bohrloch selbst implantiert (Abb. 21).

Diese Art der Messung ist möglich geworden, nachdem Vergleichsmessungen gezeigt haben, daß unter *bestimmten Bedingungen die epiduralen Werte repräsentativ für den Schädelinnendruck sind* (Abb. 22).

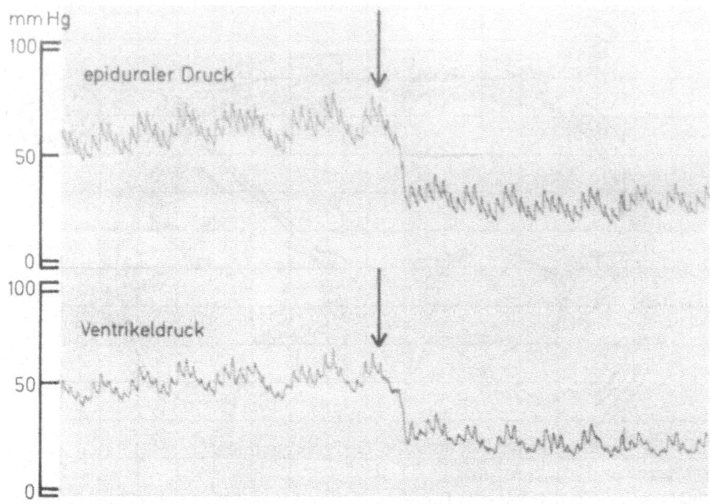

Abb. 22. Simultane Registrierung von epiduralem und intraventrikulärem Druck.
Unter definierten Bedingungen sind die Werte beider Methoden repräsentativ für den Schädelinnendruck (*Pfeil:* Senkung des Druckes durch 150 ml S 40). Aus technischen Gründen (unterschiedliche Höhe beider Druckaufnehmer) oder bei Auftreten intrakranieller Druckgradienten können die Absolutwerte beider Methoden durchaus differieren

Voraussetzungen sind:
► genau definierte Eindringtiefe des Druckmessers
► Ableiten der Scherkräfte der Dura
► vollständiger Kontakt des Druckmessers mit der Dura
► Möglichkeit der Nullpunktkontrolle in vivo.
Nach anfänglichen technischen Schwierigkeiten wurden diese Forderungen durch ein neu entwickeltes System erfüllt.
Hierbei wird ein handelsüblicher Miniatur-Blutdruckaufnehmer mit einer Hülse im Bohrloch fixiert. Die Eindringtiefe wird durch eine Einschraublehre genau festgelegt. *Als Bezugspunkt dient die Knocheninnenkante* (Tabula interna). Der genaue Vorgang ist in Abb. 23 dargestellt.

50

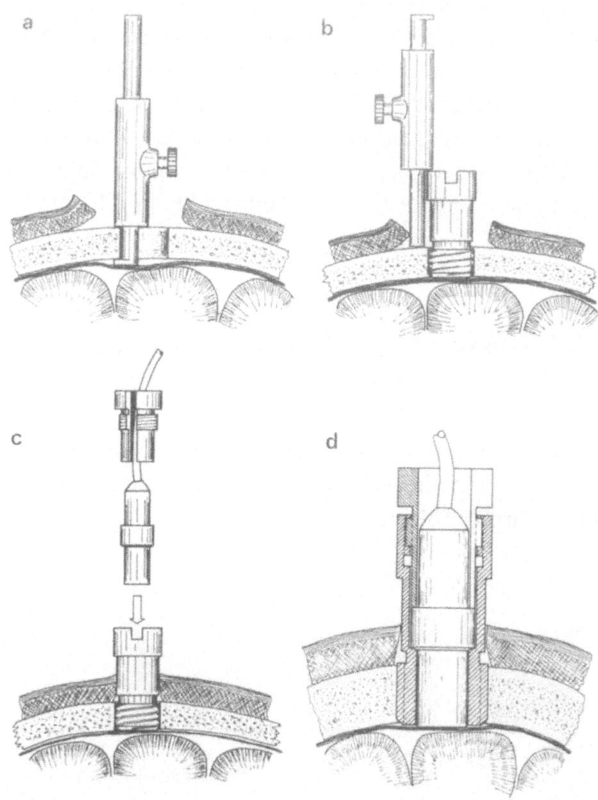

Abb. 23 a–d. Implantation des epiduralen Druckmessers.
Nach Anlage eines frontalen Bohrloches (Ø 11 mm) und Bestimmung der
Knochendicke (a) wird die Adapterhülse möglichst gerade in das Bohrloch
geschraubt. Die Einschraublehre dient als Maß für die Knochendicke (Bezugspunkt − Tabula interna). (b) Der Meßaufnehmer wird nach Kaltsterili-
sation auf der Intensivstation eingelegt (c). Nacheichung erfolgt durch Lösen
der Adapterhülse und Abheben des Transducers von der Dura. (d) (Firma
Hellige, Freiburg)

*Das Verfahren ist denkbar einfach und kann von jedem geübten
Operateur durchgeführt werden.*
Die Hauptvorteile sind:
▶ Nacheichung in vivo möglich

- der Druckwandler wird erst auf der Intensivstation eingelegt
- Auswechseln des Druckwandlers bei technischen Defekten
- die Verwendung eines handelsüblichen Druckaufnehmers gewährleistet größte technische und kostenmäßige Sicherheit.

Eigene Erfahrungen an 180 Patienten mit Laufzeiten bis zu vier Wochen ohne nennenswerte Komplikation bestätigen die Zuverlässigkeit der Methode (Firmen: Hellige, Phillips, Ladd).

III. Häufigkeit und Verlauf der Hirnschwellung

In den wenigen vorhandenen Veröffentlichungen schwanken die Angaben über die Häufigkeit und den Verlauf der posttraumatischen Hirnschwellung beträchtlich.

Wie eigene Untersuchungen an über 200 Patienten zeigten, weisen etwa 75% aller Schädel-Hirnverletzten ohne entsprechende Basismedikation innerhalb der ersten zwei Wochen nach Trauma mindestens einmal pathologische Hirndruckwerte auf.

Entgegen den bisher vorherrschenden Meinungen, daß ein *Maximum der Hirnschwellung* zwischen 24–36 Stunden nach Trauma zu beobachten ist, variierte diese Spanne im eigenen Material zwischen einem Tag und 11 Tagen. *Ein Gipfel lag um den 4.–5. Tag* (Abb. 24). Bei überlebenden Patienten traten, nach Ausschluß einer intrakraniellen Raumforderung und effektiver Schockbekämpfung mit freien Atemwegen, innerhalb der ersten sechs bis acht Stunden nach Unfall kein nennenswert erhöhter Hirndruck auf. Ausgeprägte intrakranielle Druckerhöhungen mit Werten über 80 mm Hg direkt nach dem Trauma sprachen für eine diffuse Hirnschädigung. Zeigte sich nach Durchführung der gezielten Schocktherapie mit Intubation, Beatmung, Kreislaufstabilisierung und hoher Corticoidgabe

52

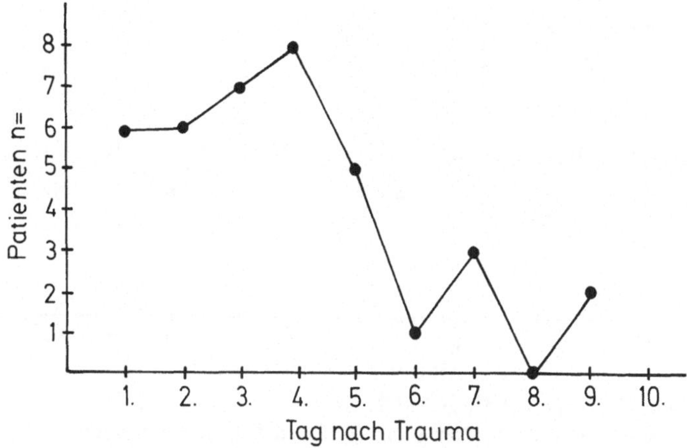

Abb. 24. Beginn der posttraumatischen Hirnschwellung. (Erstmaliges Überschreiten der 50 mm Hg Grenze).
Dieser variiert zwischen 1 und 9 Tagen, mit einem Maximum um den fünften Tag nach Trauma

keine Tendenz zur Normalisierung, war die Prognose in diesen Fällen ausnahmslos infaust.
Andererseits wurden einige Patienten beobachtet, die primär weite lichtstarre Pupillen ohne intrakranielle Druckerhöhung aufwiesen.

Ebenso variabel erwies sich die *Dauer* der posttraumatischen Hirnschwellung. Es wurden erhöhte Werte von wenigen Stunden bis zu zwei Wochen registriert (Abb. 25).

IV. Indikation zur Hirndruckmessung

Es ist verständlich, daß bei diesen wechselhaften Verläufen der Hirnschwellung die Überwachung des intrakraniellen Druckes nach schwerem Schädel-Hirntrauma außerordentlich wichtig ist (Abb. 26).

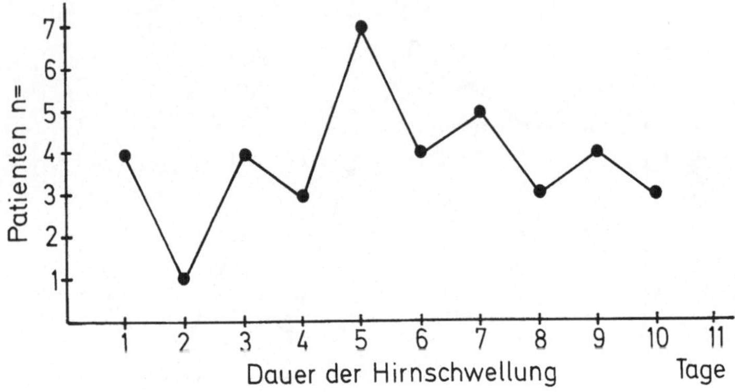

Abb. 25. Dauer der Hirnschwellung.
Es konnten Verläufe von 1 bis 14 Tagen beobachtet werden. Eine feste
Regel läßt sich sowohl für den Beginn als auch für die Dauer nicht ableiten

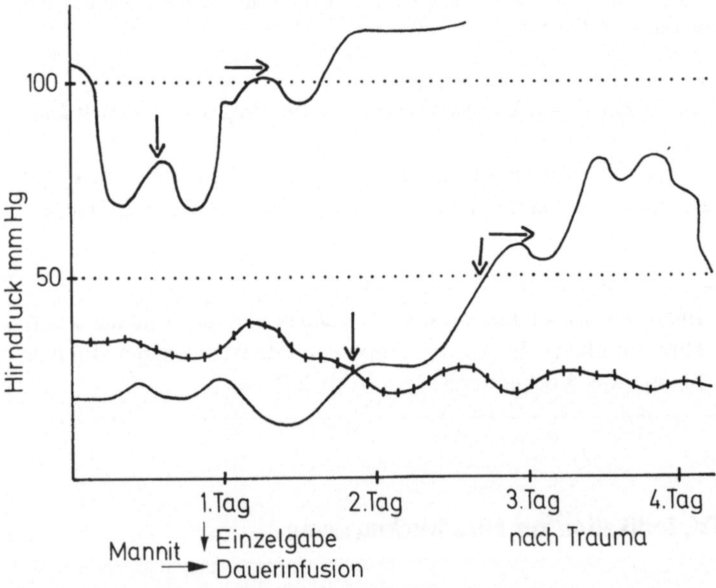

Abb. 26. Hirndruckverläufe von drei Patienten.
Bei annähernd gleichem klinischen Befund (schweres gedecktes Trauma mit
Zeichen der Hirnstammschädigung) ist die Entwicklung der Hirnschwellung
völlig unterschiedlich. Eine genaue Diagnose und Verlaufsbeobachtung ist
nur mit Hilfe der direkten intrakraniellen Druckmessung möglich

54

Da die modernen Applikationsmethoden für den Patienten nahezu risikolos sind, kann die Indikationsstellung breit gefaßt werden. Die Implantation sollte möglichst innerhalb der ersten sechs Stunden nach Trauma erfolgen, um eine lückenlose Überwachung zu gewährleisten.

Grundsätzlich muß natürlich vorher eine intrakranielle Raumforderung ausgeschlossen oder versorgt worden sein.

Die *Indikation* hängt in erster Linie von der Art und dem Ausmaß der Hirnverletzung ab. Absolut notwendig ist die intrakranielle Druckmessung bei folgenden Befunden (Tabelle 12):
▶ schwere gedeckte Traumen, auch ohne intrakranielle Raumforderung d. h. bewußtlose Patienten mit Zeichen der Hirnstammschädigung (Grad III–V)
▶ bewußtlose Kinder, auch bei fehlender Hirnstammsymptomatik
▶ nach Ausräumen subduraler und intracerebraler Hämatome
▶ rasche Bewußtseinstrübung ohne intrakranielle Raumforderung.
Als relative Indikation sind anzusehen:
▶ epidurale Blutungen
▶ offene Hirnverletzungen
▶ ausgedehnte Impressionsfrakturen
Primär bewußtlose Patienten mit Zeichen einer traumatischen Hirnstammschädigung sind durch die nachfolgende Hirnschwellung ex-

Tabelle 12. Indikation zur intrakraniellen Druckmessung

---

1. *Nach gedecktem Trauma ohne Raumforderung*
 • zunehmende Verschlechterung der Bewußtseinslage
 • tiefe Bewußtlosigkeit
 • Hirnstammsymptomatik

2. *Zur postoperativen Überwachung*
 • nach Ausräumung einer intrakraniellen Blutung
 • nach Versorgung einer offenen Hirnverletzung

---

trem gefährdet. Infolge der gestörten zentralen Regulation kann hier der intrakranielle Druck oft so rasch und massiv ansteigen, daß das Auftreten klinischer Zeichen (Mydriasis, RR Abfall) meistens schon einen irreversiblen Schaden bedeutet.

Ausgeprägte Hirnschwellungen sind auch nach Ausräumen *subduraler oder intracerebraler* Hämatome und bei ausgedehnten Kontusionsherden zu erwarten. Selbst wenn sich nach der Entlastung das Hirn nicht sofort anlegt, sollte in diesen Fällen eine Drucksonde eingelegt werden.

Bei rascher Verschlechterung der Bewußtseinslage wird nach Ausschluß einer subakuten intrakraniellen Raumforderung die Differentialdiagnose einer Hirnschwellung gegenüber anderen Sekundärkomplikationen nur durch die intrakranielle Druckmessung möglich sein.

Nach *epiduralen Hämatomen* und *offenen Hirnverletzungen* ist die Gefahr der Hirnschwellung geringer. Bestehen präoperativ tiefe Grade der Bewußtlosigkeit mit Hirnstammzeichen, sollten ebenfalls Drucksonden eingelegt werden.

Kinder sind besonders gefährdet. Hier verläuft die Entwicklung der Hirnschwellung, wohl infolge der geringen cerebralen Reserveräume, wesentlich akuter und dramatischer als bei Erwachsenen. Wir konnten des öfteren beobachten, daß ein Kind, welches bei der Aufnahme zwar somnolent aber ansprechbar war, Stunden oder Tage später massive Hirndruckkrisen zeigte.

V. Grenzwerte des erhöhten intrakraniellen Druckes

Für die Überwachung und Therapie sind zwei Faktoren entscheidend:

① Die absolute Höhe des intrakraniellen Druckes.
② Die Relation zwischen Blutdruck und Hirndruck.

56

Es ist schwierig, eine obere noch zulässige Grenze für den intrakraniellen Druck anzugeben. Dies hängt von einer Reihe Faktoren ab, z. B. von der Kapazität der cerebralen Reserveräume und dem Ausmaß der primären Hirnstammschädigung.

Es lassen sich jedoch *vier Hirndruckbereiche* unterscheiden:

①   0–15 mm Hg   normal
② 15–30 mm Hg   erhöht
③ 30–50 mm Hg   stark erhöht
④ über 50 mm Hg   pathologischer Bereich.

Diese Hirndruckerhöhungen dürfen natürlich nicht verwechselt werden mit kurzzeitigen Druckspitzen wie sie z. B. beim Absaugen, Husten, Pressen und teilweise auch beim Krampfanfall vorkommen (Abb. 27). *Von einem echten Anstieg des intrakraniellen Druckes*

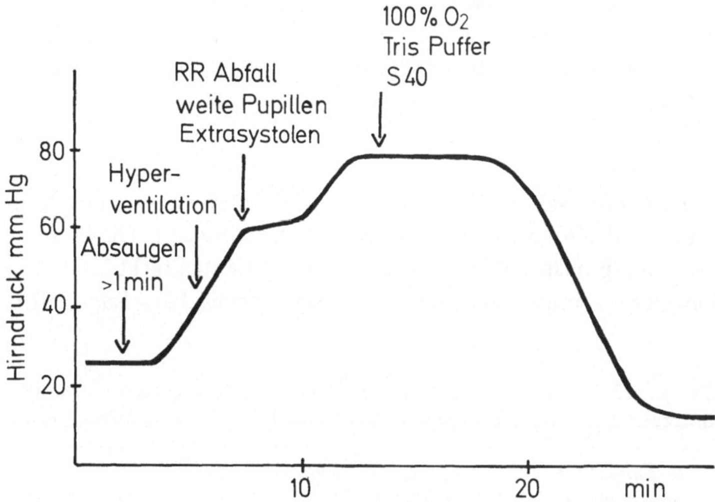

Abb. 27. Anstieg des intrakraniellen Druckes nach unsachgemäßem Absaugen.
Bei initial leicht erhöhtem Hirndruck (∼ 25 mm Hg) führt prolongiertes Absaugen zu abrupter Zunahme des Hirndruckes. Trotz sofortiger Hyperventilation kommt es zu einer Hirnstammeinklemmung (Streckkrämpfe, weite Pupillen). Der erhöhte Druck kann erst nach längerer Zeit durch Kombination von hyperosmolaren Lösungen und Tris Puffern gesenkt werden

*darf erst gesprochen werden, wenn über längere Zeit ein bestimmter
Wert überschritten ist und keine Tendenz zur Normalisierung besteht.*
Bei mehreren Patienten gingen Hirndruckerhöhungen über 50 mm
Hg mit ausgeprägten vegetativen Symptomen wie: Störung des
Herzrhythmus, der Atmung und des Kreislaufs einher. Zusätzlich
konnte eine reversible Mydriasis beobachtet werden.
Längerer Anstieg des intrakraniellen Druckes *über 80 mm Hg*
führte zu *deutlichen Zeichen der Einklemmung* des Hirnstammes mit
zunehmender Mydriasis, Blutdruckabfall sowie Apnoe. Überschritt
der Schädelinnendruck die 100 mm Hg Marke, kam es in der Regel
zu unbeeinflußbarem Kreislaufversagen, Erlöschen der Schmerzreaktion mit Areflexie.
Dieser Zustand wurde in keinem Fall überlebt.

Auf Grund dieser Beobachtung ist zu folgern, daß Patienten mit
einem Schädelinnendruck unter 30 mm Hg im sicheren Bereich
in Bezug auf die drohende Hirnstammeinklemmung liegen. Die
50 mm Hg Marke ist als äußerster Grenzwert anzusehen (Tabelle 13).

Ein weiterer wesentlicher Faktor ist die Differenz zwischen Blutdruck und Hirndruck, *der cerebrale Perfusionsdruck.* Dieser sollte
50 mm Hg nicht unterschreiten, um den Patienten nicht in die Gefahr der cerebralen Ischämie zu bringen (Tabelle 14), (Kap. F. II.).

Tabelle 13. Therapiemaßnahmen bei Abnahme des cerebralen Perfusionsdruckes durch steigenden intrakraniellen Druck bzw. fallenden Blutdruck

---

1. *Senkung des erhöhten intrakraniellen Druckes wenn:*
   intrakranieller Druck über 50 mm Hg
   und/oder
   cerebraler Perfusionsdruck < 75 mm Hg

2. *Anheben des Systemblutdruckes wenn:*
   intrakranieller Druck < 30 mm Hg
   und
   cerebraler Perfusionsdruck < 75 mm Hg

Tabelle 14. Verminderung des cerebralen Perfusionsdruckes. (Cerebraler Perfusionsdruck = Differenz mittlerer arterieller Druck − mittlerer Hirndruck)

I	II
Hirndruck: normal	Hirndruck: steigend
Blutdruck: fallend	Blutdruck: normal

VI. Therapie und Prophylaxe der Hirnschwellung

Ziel der therapeutischen Bemühungen ist es, pathologischen Hirndruckanstieg zu verhindern oder stark erhöhten intrakraniellen Druck schnell und zuverlässig auf die Norm zu senken. Hierzu müssen verschiedene Maßnahmen ergänzend angewandt werden:

① Mechanisch − im wesentlichen prophylaktisch
② Medikamentös − prophylaktisch und therapeutisch
③ Operativ − hauptsächlich therapeutisch.

1. Mechanische Maßnahmen

Diese haben im wesentlichen das Ziel, einen *freien venösen Abfluß vom Gehirn zu gewährleisten*. Hierdurch wird das cerebrale Blutvolumen vermindert und damit der intrakranielle Druck reduziert. Zum anderen fördert der erniedrigte hydrostatische Druck auf der kapillar-venösen Seite die Wasserrückresorption in die Gefäße und verringert damit die Hirnschwellungsneigung.
Voraussetzung sind intakte Kreislauf- und cardiale Verhältnisse, freie Atemwege und ungestörte, ausreichende Thoraxexkursion.
Das bedeutet, daß durch eine effektive Schockbekämpfung und rasche Digitalisierung schon eine wirkungsvolle Hirnschwellungsprophylaxe eingeleitet ist.

Jede Behinderung der Atemwege sowie Husten oder Pressen führt zwangsläufig über eine Störung des venösen Abflusses zu einer retrograden cerebralen Volumenzunahme und damit zur Erhöhung des intrakraniellen Druckes.

Durch Freihalten der Atemwege und frühzeitige Intubation kann man bei einer Reihe von Patienten den intrakraniellen Druck deutlich senken. Neben den rein mechanischen Faktoren spielt sicher das verbesserte O_2 Angebot eine wichtige Rolle.

Der Übergang zur assistierten Beatmung mit Normoventilation ($PCO_2 \sim$ 40–45 mm Hg) läßt den Hirndruck noch weiter absinken. *Am günstigsten ist jedoch eine leichte Hyperventilation mit CO_2 Werten um 38 mm Hg (Abb. 28).*

Die cerebrale Hypocapnie führt zu einer Verminderung des cerebralen Blutvolumens in gesunden Gebieten, während kontusionell veränderte Areale im Sinne des *Inverse-Steal Syndroms* besser

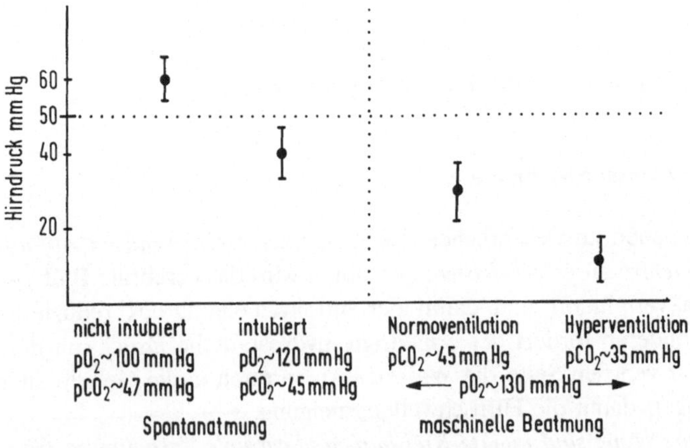

Abb. 28. Einfluß verschiedener Ventilationsformen auf den Hirndruck. Als günstigste Methode erweist sich die kontinuierliche Beatmung mit leichter Hyperventilation.
Diese Darstellung unterstreicht noch einmal die Wichtigkeit der frühzeitigen Intubation und Beatmung nach schwerem Schädel-Hirntrauma

durchblutet werden. Wichtig ist, daß der Patient nicht hustet oder preßt, sondern den Tubus gut toleriert. Durchgängigkeit des Tubus sowie freie, symmetrische Belüftung der Lunge ist hierfür eine Grundvoraussetzung. *Störungen von Seiten der Atmung sind eine wesentliche Ursache länger dauernder Hirndruckanstiege, die sogar den Einsatz von Diuretika notwendig machen können* (Abb. 27). Läßt sich eine einwandfreie Beatmung allein durch mechanische Maßnahmen nicht erreichen, sollten *Sedativa* eingesetzt werden. Die Auswahl und Dosierung ist individuell verschieden, so daß die Zufuhr am günstigsten der Wirkung angepaßt wird (Kap. N.).

Wichtig ist auch, daß alle Absaugmanöver möglichst kurz gehalten werden. Bei primär hirnstammgeschädigten Patienten können durch *längeres unsachgemäßes Absaugen* durchaus starke Hirndruckanstiege mit der Ausbildung von Plateau Wellen provoziert werden (Abb. 29). Eine Steigerung des intrakraniellen Druckes ist auch während Unruhezuständen, Streck- oder generalisierten Krampfan-

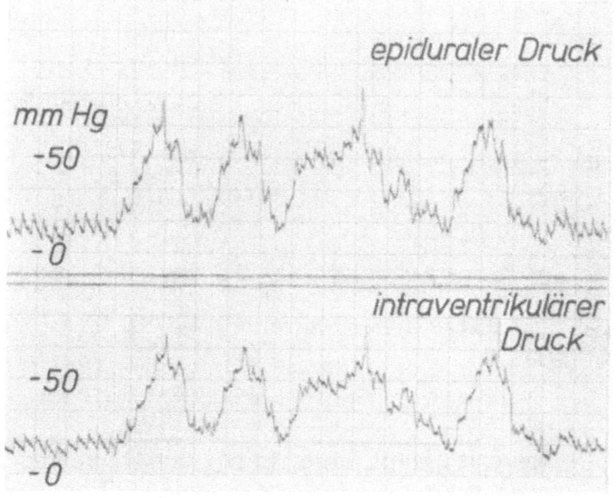

Abb. 29. Registrierung des Schädelinnendruckes während einer Phase ausgeprägter Streckmechanismen.
Bei gleichzeitig erschwerter Atmung und hypertensiven Blutdruckwerten steigt der Hirndruck bis weit in den pathologischen Bereich

fällen zu beobachten (Abb. 29). Aus diesen Gründen sollten die Patienten in den ersten Tagen nach Trauma möglichst ruhig liegen gelassen werden. *Oft ist es für den Patienten günstiger, einige Tage auf das Betten o. ä. zu verzichten, als mit diesen Manipulationen Unruhezustände oder Streckkrämpfe mit nachfolgenden intrakraniellen Druckerhöhungen auszulösen.*

Einen nicht unwesentlichen Einfluß auf den intrakraniellen Druck hat ferner die Lagerung des Patienten. Am günstigsten ist die Rückenlage mit leicht erhöhtem Oberkörper und gerade liegendem Kopf. Abkippen des Kopfes zur Seite, Kopftieflage oder Seitenlage des Patienten wirken hirndrucksteigend (Abb. 30).

Somit ergeben sich folgende Schlußfolgerungen für die Behandlung, um intrakraniellen Druckspitzen vorzubeugen (Tabelle 15):

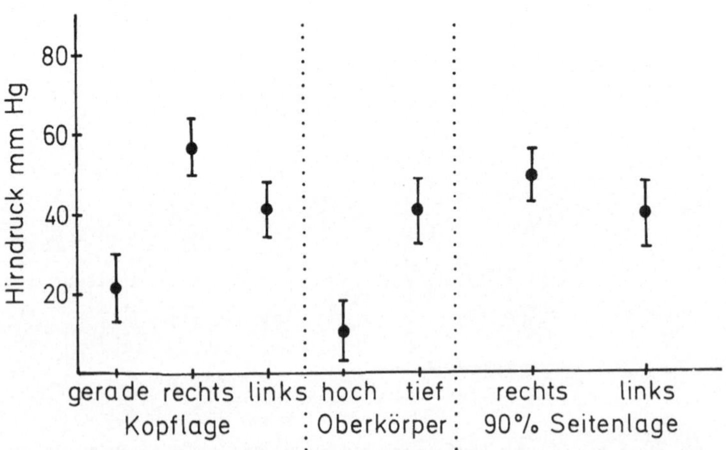

Abb. 30. Einfluß der Lagerung auf den Hirndruck.
Während der Frühphase (bis 1 Woche nach Trauma) ist die Rückenlage mit gerade liegendem Kopf und erhöhtem Oberkörper als optimal anzusehen

Tabelle 15. Prophylaxe der Hirnschwellung

Mechanisch	Medikamentös
• Freihalten der Atemwege (Güdel-Tubus, Intubation) • normale Thoraxexkursion • Hyperventilation ($\sim$ 35 mm Hg) • ungestörter venöser Abfluß	• bilancierte Infusion (E$<$A) • Bluthomöostase (E-lyte und E-phorese) • Sauerstoffsättigung (Hb$>$ 10 mg%, PO_2 $>$ 130 mm Hg) • hochdosierte Steroide (frühzeitig nach Tabelle) • Sedieren (Tabelle) • Blutdruckkontrolle (RR$\sim$70–100 mm Hg) • kalorisch ausreichende Ernährung • $\left[\begin{array}{l}\text{Barbiturate}\\\text{Tris Puffer}\end{array}\right]$

Besonders wichtige Punkte sind:

▶ Vermeidung motorischer Unruhen (sedieren)
▶ Kupieren von Streck- bzw. generalisierten Krämpfen
▶ Hochlagerung des Oberkörpers
▶ Rückenlage des Patienten mit gerade liegendem Kopf
▶ freie Atemwege
▶ frühzeitige Intubation
▶ kurzzeitiges Absaugen
▶ kontinuierliche Beatmung
▶ Hyperventilation
▶ Atmung synchron zum Respirator.

2. Medikamentöse Therapie

Hierunter sind prophylaktisch und direkt therapeutisch Medikamente zu unterscheiden.

a) Medikamentöse Prophylaxe

In diese Gruppe sind alle Therapeutika zu rechnen, die eine *normale Bluthomöostase und Viskosität* bewirken.

Hierzu gehören:

① Ausgleich und Korrektur von *Elektrolytstörungen*. Physiologische Elektrolytwerte sind Voraussetzung für eine normale Zellfunktion durch Aufrechterhaltung der Na-K Pumpe und bilden gleichzeitig Grundlage einer ausreichenden Bluthomöostase. Die weit verbreitete Auffassung, daß durch *Beschränkung der Na Zufuhr eine Prophylaxe der Hirnschwellung möglich ist, hat sich als nicht haltbar erwiesen.* (Kap. H. III.)

② Korrektur des *Säure-Basen Haushaltes.* Es kann davon ausgegangen werden, daß lokal in den geschädigten Hirnarealen, als Folge der gestörten Durchblutung, vermehrt saure Valenzen anfallen. Deswegen ist trotz normaler Blutgaswerte die Gabe von Tris Puffern (Sterofundin − Tris) als prophylaktische Maßnahme innerhalb der ersten 3–5 Tage nach Trauma intrathekal oder systemisch zu erwägen (2,5 ml/kg/KG/4 Std.).

③ Substitution von Albumin oder Blut zur Aufrechterhaltung des *kolloidosmotischen intravasalen Druckes* (Elektrophorese).

④ Normalisierung der *Blutviskosität* durch Infusion ausreichender Mengen Flüssigkeit, Zufuhr kolloidaler Lösungen, Vermeidung hyponormaler Hämoglobin Werte.

Durch Beschränkung der Flüssigkeitszufuhr unter die Erforderniswerte (Kap. H. II.) ist eine Prophylaxe der Hirnschwellung nicht möglich. Die nachfolgende Hämokonzentration führt zur Verschlechterung der Kreislaufverhältnisse besonders in der Endstrombahn. Hierdurch wird neben dem verminderten O_2 Angebot die Ödemneigung gefördert. Auf der anderen Seite ist natürlich eine Überwässerung genauso gefährlich.

Positive Flüssigkeitsbilanzen von mehr als 300 ml (Korrektur der Temperatur vorausgesetzt) können durchaus der Grund für zunehmende Hirnschwellung sein.

Einen wesentlichen Punkt nimmt die Verhinderung einer cerebralen Hypoxidose durch *ausreichende Sauerstoffzufuhr* ein. Hierzu gehören:

▸ normale Blutdruckwerte
▸ Hämoglobinwerte über 10 mg %

64

► frühzeitige Intubation und ununterbrochene, ausreichende O_2 Zufuhr

► kontinuierliche Beatmung mit erhöhten O_2 Werten (pO_2 arteriell über 100 mm Hg)

► Sympatholytika wie Dihydroergotoxin (Hydergin) zur Erweiterung der Endstrombahn und Verbesserung der O_2 Utilisation.

Eine flankierende Maßnahme ist die frühzeitige hochkalorische Ernährung zur Überwindung der extrem katabolen Zustände (Tabelle 15).

b) Hirndrucksenkende Medikamente

Bei den direkt hirndrucksenkenden Medikamenten muß unterschieden werden zwischen *hyperosmotischen Substanzen,* die einen Druckgradienten zwischen extra- und intravasalem Raum aufbauen. Sekundär wird über das vermehrte Plasmavolumen und Abfiltration über die Nieren eine osmotische Diurese ausgelöst. Die zweite Gruppe umfaßt die an der Niere angreifenden *Saludiuretika.* Diese führen erst nach Verminderung des zirkulierenden Plasmavolumens zu einem Wasserrückstrom aus dem extra- in den intravasalen Raum.

Untersuchungen an einer großen Serie von Patienten unter direkter Kontrolle des intrakraniellen Druckes zeigten, daß *Mannit 20%* und *Sorbit 40%* einen sicheren therapeutischen Effekt auf die posttraumatische Hirnschwellung hatten.

Die Wirkung der 1 g/kg/KG Dosis setzte nach etwa 20 Minuten ein (Einlaufgeschwindigkeit 15 Min.). Die Hirndrucksenkung dauerte im Mittel 3,5 Std., allerdings mit einer großen Streuung zwischen ½ und 12 Std.

Die übrigen untersuchten hyperosmolaren Lösungen (Glycerin 5% − 10% − 20%, Glucose 20%) zeigten keine ausreichende Wirkung, vor allem bei wiederholter Anwendung.

Ähnliches gilt für die Gabe von *Nephrodiuretika*. Diese nehmen in der allgemeinen Ödembehandlung einen festen Platz ein. Ihre Wirkung auf den akut erhöhten Hirndruck erwies sich aber als nicht ausreichend, so daß sie für eine *akut notwendige Drucksenkung nicht empfohlen werden können* (Tabelle 16).

Die positiven Wirkungen der hyperosmolaren Lösungen bedürfen jedoch in der Routineanwendung einiger *Einschränkungen*. Wic schon angeführt, zeigte sich Beginn und Verlauf der posttraumatischen Hirnschwellung so unterschiedlich, daß hieraus keine festen Regeln abzuleiten waren. Ebenso verschieden war die Wirkungsdauer der Osmodiuretika (Abb. 31).

Somit scheint der routinemäßige und schematische Einsatz von Diuretika nach Schädel-Hirntrauma nicht sinnvoll. In der Akutphase nach dem Trauma, in der in der Regel noch keine Hirnschwellung besteht, ist die effektive Schockbekämpfung wirkungsvoller, als eine ungezielte Entwässerung, die u. U. die schon bestehende Zirkulationsstörung verstärkt. Zum anderen können intrakranielle Blutungen durch Verringerung des Hirnvolumens enorm vergrößert werden.

Die primäre Bewußtlosigkeit ist normalerweise Folge des erlittenen Hirnschadens oder einer intrakraniellen Raumforderung und nur in den seltensten Fällen durch eine generalisierte Hirnschwellung bedingt.
Somit ist die Gabe von Osmo- oder Saludiuretika beim *frischen Schädel-Hirntrauma kontraindiziert.* Das gilt auch für gemischte kolloidale hyperosmotische Lösungen (Rheomacrodex mit Sorbit).
Im späteren Verlauf ist es nahezu unmöglich, bedingt durch den wechselvollen Hirnschwellungsverlauf und die verschiedene Wirkungsdauer der Diuretika, durch schematische Anwendung eine effektive Therapie zu betreiben.

Tabelle 16. Hirndrucksenkender Effekt der gebräuchlichsten Osmo-
bzw. Saludiuretika unter Berücksichtigung von Wirkungseintritt und -dauer

	Eintritt	Dauer	Versager
Mannit 20%	22 ± 11 Min.	3,7 ± 1,2 h	4
n = 64	(7–42 Min.)	(0,5–12 h)	
Sorbit 40%	24 ± 13 Min.	3,5 ± 1,3 h	4
n = 54	(5–45 Min.)	(0,6–11,2 h)	
Furosemid 20 mg	57 ± 12 Min.	1,4 ± 0,5 h	14
n = 30	(35–105 Min.)	(0,5–2,2 h)	
Furosemid Spez.	48 ± 17 Min.	2,1 h	12
250 mg n = 32	(30–120 Min.)	(0,5–2,1 h)	
Glycerin 5%	kein Effekt	Ø	Ø
Glycerin 10%	kein Effekt	Ø	Ø
Glycerin 20%	35 ± 16 Min.	1,1 ± 0,2 h	6
1. Gabe n = 22	(12–52 Min.)	(0,3–1,5 h)	
Glycerin 20%	40 ± 18 Min.	0,8 ± 0,2 h	14
2. Gabe n = 20	(20–55 Min.)		
Glucose 20%	kein Effekt	Ø	Ø
Humanalbumin 20%	kein Effekt	Ø	Ø

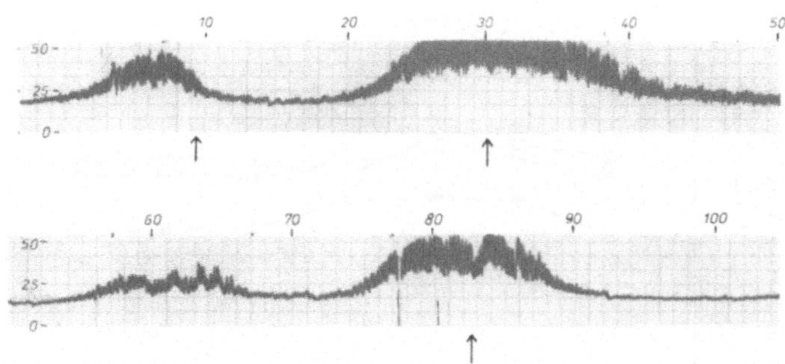

Abb. 31. Originalkurve während einer ausgeprägten Druckkrise. (*Obere
Zahlen:* Zeitschreibung in Minuten, *Pfeile:* Hyperosmolare Lösungen.)
Während dieser Phase benötigt der Patient halbstündlich hyperosmolare Lö-
sungen, um den Hirndruck unterhalb des pathologischen Bereiches zu halten

Es besteht hierbei die große Gefahr, diese Medikamente gerade in einer vulnerablen Phase der Hirndurchblutung und des Hirnstoffwechsels zu geben. Dies ist z. B. der Fall, wenn nur leicht erhöhter Hirndruck mit relativ niedrigen Blutdruckwerten einhergeht.

Die einsetzende Diurese senkt in einem solchen Fall den Blutdruck noch mehr und verschlechtert damit die Hirndurchblutung u. U. entscheidend.

Bei *ausgeprägten Hirnschwellungen* müssen andererseits Osmodiuretika in kurzen Abständen gegeben werden. *Die schematische 4 bzw. 6 Stunden Dosis ist dann weitgehend wirkungslos (Abb. 31).*
Weitere *limitierende Faktoren* der hochdosierten hyperosmolaren Therapie sind die *zunehmende Serumosmolarität* und die *massive Diurese.*
Pathologische Serumwerte über 330 m Osm/l sowie Urinausscheidungen zwischen 5–8 l/Tag setzen in schweren Fällen dieser Behandlungsmethode Grenzen, da dann die medikamentösen Nebenwirkungen den positiven Effekten in Bezug auf die Hirndruckkontrolle überwiegen (Abb. 32 u. 33). Im eigenen Material konnte deswegen mit Osmo- bzw. Saludiuretika allein keine eindeutige Senkung der Mortalität verzeichnet werden.

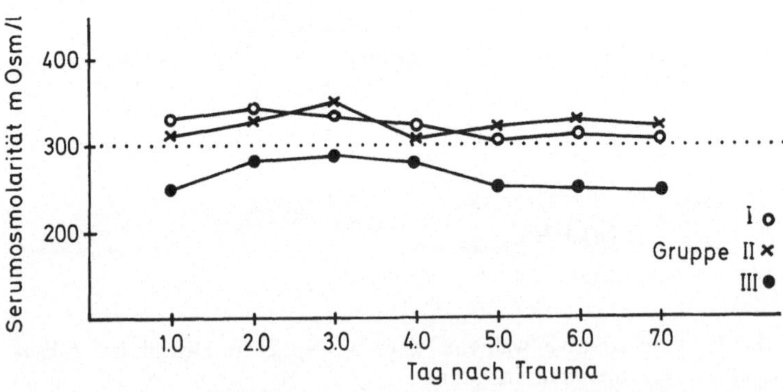

Abb. 32. Serumosmolarität bei Patienten mit und ohne Steroidtherapie. Nach Gabe hoher Dexamethasondosen werden deutlich weniger hyperosmolare Lösungen benötigt (Gruppe III). In dieser Gruppe (III) lagen die Werte der Serumosmolarität weitgehend im Normbereich (Gruppe I: keine Steroide, Gruppe II: Normaldosierung der Steroide), während in Gruppe I und II pathologische Werte über mehrere Tage beobachtet wurden

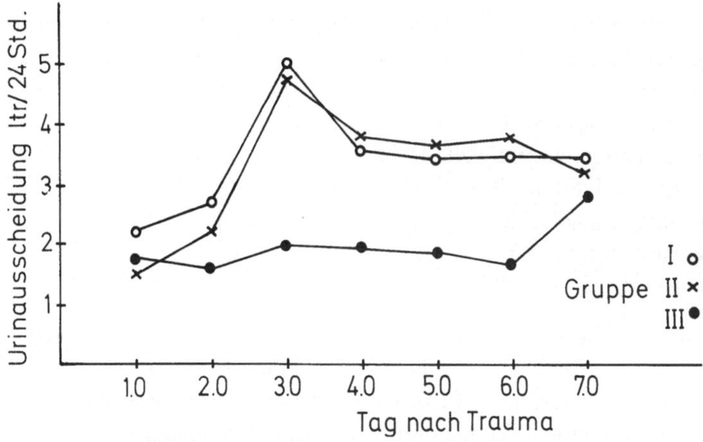

Abb. 33. Urinausscheidung bei unterschiedlicher Steroidtherapie. Bei hoher Dexamethasongabe waren weniger entwässernde Maßnahmen notwendig. Die Urinausscheidung liegt weitgehend im Normbereich (Gruppe III). In den beiden anderen Gruppen (I und II) erreichte die Urinausscheidung extrem hohe Werte

Die *Indikation der Osmodiuretika* liegt somit in der Behandlung *akut erhöhten intrakraniellen Druckes* bei Mittel- bzw. Stammhirneinklemmung oder im Rahmen der Operationsvorbereitung. Die Zufuhr von Sorbit oder Mannit in der Dosierung 1–2 g/kg/KG in etwa 15 Min. ist in dieser Situation lebensrettend.
Die weitere Anwendung von Osmodiuretika gilt der *Kupierung von Hirndruckspitzen,* die auch unter gezielter Hirnschwellungsprophylaxe zu beobachten sind. Hier ist die intrakranielle Drucküberwachung notwendig, um diese Zustände zu erkennen.

Nach der eigenen Erfahrung läßt erst die Kombination der effektiven Prophylaxe mit der gezielten Osmotherapie durch direkte intrakranielle Druckmessung eine sinnvolle Behandlung der Hirnschwellung zu.

Als *Richtlinien* für die Anwendung der *Osmodiuretika* können folgende Punkte gelten:

► Initialdosis 1–2 g/kg/KG
► Erhaltungsdosis 0,3 g./kg/KG/6 Std.
► Einlaufgeschwindigkeit 15 Minuten
► Elektrolytkontrolle
► Serumosmolarität
► Substitution von ausreichend freiem Wasser
► Blutdruckkontrolle.

Die Substitution einer ausreichenden Menge Flüssigkeit ist natürlich bei jeder dehydrierenden Therapie wichtig. Allerdings wird es während Phasen starker Hirnschwellung und entsprechendem Einsatz hyperosmolarer Lösungen oft nicht möglich sein, den Wasserverlust zu ersetzen. Solange ausreichende Kreislaufverhältnisse beobachtet werden, (normaler Blutdruck, nur leichte Tachykardie) sind auf Grund der eigenen Erfahrungen negative Flüssigkeitsbilanzen bei voller Korrektur der Elektrolyte auch über mehrere Tage durchaus zu tolerieren.

Die alleinige Gabe von Saludiuretika kann in der akuten Phase wegen der unsicheren und teilweise verzögerten Wirkung nicht empfohlen werden.

Die *Indikation von Saludiuretika* ist:

► zusätzlich, bei nicht ausreichender Wirkung der Osmodiuretika (additiver Effekt)
► Behandlung einer allgemeinen Wasserretention zum Ausgleich der positiven Flüssigkeitsbilanzen
► Entwässern bei mäßig erhöhtem intrakraniellen Druck.

In diesen Fällen ist die angegebene Dosis von Furosemid (20 mg i. v. bei Erwachsenen, 10 mg bei Kindern unter 14 J.) normalerweise ausreichend.

c) Steroidtherapie

In letzter Zeit ist die hochdosierte Steroidtherapie zur Prophylaxe der Hirnschwellung stark in den Vordergrund getreten. Es konnte gezeigt werden, daß durch *Dexamethason in sehr hoher Dosierung (Tabelle 17) die Frequenz der intrakraniellen Druckanstiege*

70

(Abb. 34), *die Gesamtmortalität* (Kap. R.) *sowie eine Reihe von Sekundärkomplikationen signifikant gesenkt werden konnten.*

Tabelle 17. Schema zur hochdosierten Steroidtherapie

			Tag nach Trauma			
	initial	1.	2.	3.	4.	5.–8.
Erwachsene	100 mg	8 mg/2h	8 mg/2h	8 mg/3h	8 mg/3h	8 mg/4h
Kinder (10–14 J.)	40 mg	4 mg/3h	4 mg/3h	4 mg/3h	4 mg/3h	4 mg/4h
Kinder unter 10 J. Dosierung pro kg/KG	1,3 mg	0,14 mg /3h	0,14 mg /3h	0,14 mg /3h	0,14 mg /3h	0,14 mg /4h

▶ Die Initialdosis muß möglichst frühzeitig nach Trauma verabreicht werden. Das bedeutet, daß hirnverletzte Patienten schon im Notarztwagen 100 mg Dexamethason injiziert erhalten müssen.

Die weitere Behandlung wird dann nach dem angegebenen Schema weitergeführt.
Bei kurz dauernder Bewußtlosigkeit bestehen keine Bedenken, die Steroide schnell abzusetzen. Sonst sollte die Medikation über 6–9 Tage weitergeführt werden. Die Therapie wird über zwei Tage schrittweise beendet.
Folgende Punkte sind zu beachten:
▶ Frühzeitige Gabe von *Antacida* und *enterale Ernährung* sind unabdingbare Voraussetzung, um gastro intestinale Blutungen zu vermeiden.
▶ Zusätzlich sollten Histamin Antagonisten (Cimetidin) verabreicht werden. Die Dosierung beträgt 4 × 1 Amp. i. v.
▶ Die Intensivbehandlung muß weiter optimiert werden, um gerade bei schwer hirnverletzten Patienten Erfolge erzielen zu können.

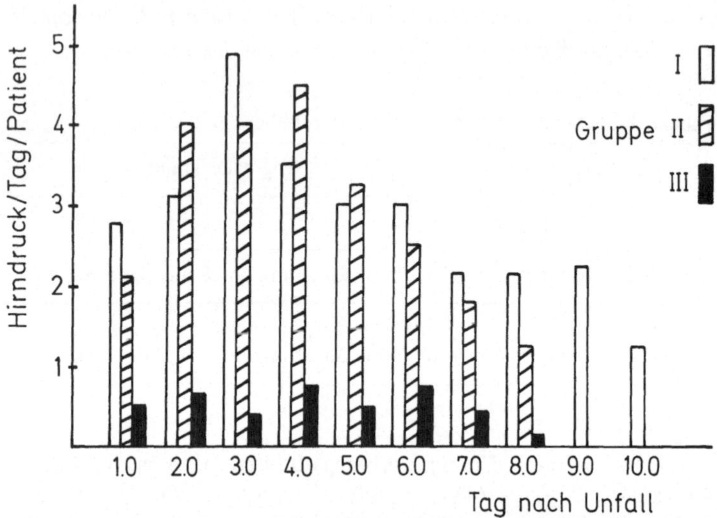

Abb. 34. Frequenz der pathologischen Hirndruckanstiege. Unter Dexamethason in sehr hoher Dosierung zeigte sich die Zahl der Hirndruckanstiege über 50 mm Hg signifikant verringert (Gruppe I: kein Dexamethason, Gruppe II: Normaldosis, Gruppe III: hohe Dosis) [Eigene Untersuchungen]

Hierzu gehört auch die Möglichkeit zur intrakraniellen Drucküberwachung.

Letzterer Punkt ist enorm wichtig. Die Steroidtherapie ist nur ein Mosaikstein im breiten Spektrum der Therapienotwendigkeiten hirnverletzter Patienten. Sie setzt den behandelnden Arzt in die Lage, die posttraumatische Hirnschwellung effektiver zu behandeln. Ein echter Fortschritt für den Patienten wird deswegen nur zu beobachten sein, wenn alle anderen Punkte der Intensiv- und auch der Nachbehandlung so optimal wie möglich gestaltet werden (Kap. R.). Bezüglich der *Nebenwirkung des Dexamethasons* ist zu sagen, daß im eigenen Material bei über 250 Fällen die Zahl der Magen-Darm Blutungen und der Lungenödeme signifikant zurückgegangen ist. Die Frequenz der Infekte (Hirnhäute, Harnweg) sowie Wundheilungsstörungen ist konstant geblieben, während die Zahl der Pneumonien leicht angestiegen ist. Blutzucker- bzw. Elektrolytentgleisungen konnten bei jetzt zweijähriger Anwendung der hochdosierten Steroidtherapie nicht häufiger als früher beobachtet werden.

d) *Aldosteron Antagonisten — Tris Puffer — Barbiturate*

Diese drei Substanzen sollen gesondert besprochen werden. Über den Einsatz von *Aldosteron Antagonisten* (Aldactone) bei der Prophylaxe und Behandlung der posttraumatischen Hirnschwellung sind die Meinungen nicht einheitlich. Von den meisten Autoren wird ein positiver Effekt bei der Therapie chronischer perifokaler Ödeme angegeben. Wir setzen Aldactone ebenso wie Lasix *additiv ein,* d. h. immer dann, wenn hyperosmolare Lösungen nicht ausreichend hirndrucksenkend wirken. Die Dosis ist bei Erwachsenen 2×200 mg/Tag i.v. (Kinder über 14 J. = 2×100 mg/Tag, Kinder unter 14 J. = 2×50 mg/Tag).

An *Nebenwirkungen* sind besonders Elektrolytverschiebungen in Form von Hyponatriämien und Hyperkaliämien zu erwarten.

In den letzten Jahren ist besonders in den angelsächsischen Ländern über den positiven Effekt von *Barbituraten* bei der Behandlung hirnverletzter Patienten berichtet worden. Im Vordergrund steht eine ausgeprägte hirndrucksenkende Wirkung.

Als Angriffspunkt werden diskutiert:
- Verringerung des cerebralen Blutvolumens
- Herabsetzung der zentralen Stoffwechselvorgänge und damit bessere Resistenz gegen Hypoxie.

Voraussetzung sind *extrem hohe Dosen,* die nahe an den toxischen Bereich herankommen (4 stündlich Phenobarbital 5 mg/kg/KG). Die optimale Dosis wird angezeigt durch Auftreten einer barbiturat-induzierten Hypothermie (nicht unter 33–34 °C).

Aus Sicherheitsgründen darf diese Therapie nur bei beatmeten Patienten und möglichst unter direkter Blutdruck- und Hirndruckkontrolle durchgeführt werden.

Folgende Punkte der Barbiturattherapie sind zu beachten:

① Intrakranieller Druck und Blutdruck dienen als Nachweis um die Wirkung der notwendigen Dosis Phenobarbital (5 mg/kg/KG) zu prüfen.

② Nach Erreichen der Hypothermiegrenze (35°C) sollten die Barbiturate reduziert werden.

③ Die Behandlungsdauer ist 4–5 Tage.

④ Nebenwirkungen sind besonders cardio-vasculäre Störungen.

Diese Behandlung wird inzwischen von mehreren großen Zentren durchgeführt.

Sie scheint besonders erfolgreich zu sein, wenn die Hirnschwellung mehr durch Zunahme des Blutvolumens als durch ein Ödem verursacht ist, d. h. wenn nach 24 Stunden diuretischer Therapie keine Tendenz zur Normalisierung des Hirndruckes eintritt.

Auf den Einsatz von *Tris Puffern* zur Behandlung lokaler Acidose in kontusionell geschädigten Arealen wurde schon hingewiesen.

Wie tierexperimentelle Untersuchungen gezeigt haben, scheint nach Korrektur lokaler Acidose auch die Regulationsfähigkeit der Hirngefäße wiederzukehren. Das abnehmende Blutvolumen führt sekundär zur Senkung des intrakraniellen Druckes. Bei *therapieresistenter Hirnschwellung* konnten durch Infusion von Tris Puffern (Sterofundin-Tris 2,5 ml intravenös alle 3–4 Stunden) positive therapeutische Effekte beobachtet werden.

3. Operative Methoden

Trotz aller genannten Maßnahmen wird es noch eine Reihe Patienten geben, bei denen der intrakranielle Druck über mehrere Tage immer wieder auf pathologische Werte ansteigt. Hier wird der Punkt erreicht, wo die Nebenwirkungen der genannten konservativen Therapie den Patienten ernsthaft gefährden.

Die Hauptgefahr ist das hyperosmolare Koma mit Exsiccose, Säure-Basen Entgleisungen, Hämolyse und Nierenversagen.

Das Ziel des operativen Vorgehens ist, dem Gehirn Platz zur weiteren Expansion zu schaffen. Bei erhöhtem intrakraniellen Druck nimmt nach Erschöpfung der cerebralen Reserveräume die Druck/Volumen Kurve (Kap. D. I.) einen steilen Verlauf. Es genügen jetzt wenige Kubikzentimeter an zusätzlichem Raum, um einen deutlichen Druckabfall zu bewirken.

a) Liquordrainage

Eine solche Entlastung kann einmal von innen erfolgen, d. h. *durch einen intraventrikulären Katheter wird eine kleine Menge Liquor (2–8 ml) abgezogen.* Der Effekt ist oft dramatisch, indem der Druck in wenigen Augenblicken auf normale Werte absinkt. Die routinemäßige Anwendung ist allerdings dadurch begrenzt, daß es schwierig ist, die Drainage über längere Zeit offen zu halten. Wiederholte Liquorentnahmen sind jedoch notwendig, weil die Wirkungsdauer der Einzelentnahmen verschieden ist (zwischen $^1/_2$–3 Std.). Ferner darf das Infektionsrisiko nicht übersehen werden. Da eine Reihe von Zentren über gute Erfolge berichten, sollte die zentrale Liquorentnahme zum Abbau von Hirndruckspitzen in Notfällen oder als Routinemethode versucht werden.

> Abgelehnt wird von den meisten Kliniken die Einlage eines Shunt-Systems, weil hier vor allem in der Akutphase keine sichere Kontrolle über die Funktion und die abfließenden Liquormengen besteht.

b) Operative Dekompression

Eine weitere Möglichkeit ist die *operative Entlastung.* Das bedeutet, daß der Schädelknochen möglichst bilateral großflächig entfernt wird und die Dura durch eine Plastik erweitert wird.

Diese Methode ist in früherer Zeit häufig kritiklos angewandt worden, als grundsätzlich alle schwer Schädel-traumatisierten Patienten dekomprimiert wurden.

Die intrakranielle Druckmessung gibt die Möglichkeit, eine exakte Indikation zu stellen. Diese ist gegeben, wenn:

► der klinische Befund eine Überlebenschance zuläßt

► das Hirnödem auf konservative Weise nicht beherrschbar ist.

Tabelle 18. Zusammenstellung der wichtigsten Therapie- und Überwachungsmaßnahmen zur Behandlung der posttraumatischen Hirnschwellung nach den Meßwerten des intrakraniellen Druckes

Intrakranieller Druck	Therapie	Kontrolle
I. <25 mm Hg 25–50 mm Hg >50 mm Hg	Hirnödemprophylaxe Lasix ($^1/_2$–1 Amp. i. v.) Mannit, Sorbit 1g/kg/KG/15 Min.	normale Labordaten Bilanz zusätzlich: Volumensubstitution Elektrolyte (3 × tägl.) Serumosmolarität
II. Plötzliche Anstiege über 50 mm Hg ohne Tendenz zur raschen Norma- lisierung	Mannit, Sorbit 2g/kg/KG/15 Min. 100% O_2 Hyperventilation 30–35 mm Hg	mechanische Ursachen: Beatmung Tubus Lagerung Nullpunkt Druckmesser Unruhe bzw. Streck- krämpfe Blutdruck (Hypertonie) Laborwerte (sofort): Elektrolyte: Hb, Hkt, Blutgase Infusionsbilanz E < A
III. Nach 24 Std. Osmotherapie Anstiege über 50 mm Hg	Mannit, Sorbit 1g/kg/KG/15 Min. Barbiturate 5mg/kg/KG Tris Puffer 2,5 ml/kg Aldactone (Erw. = 200 mg, Kind = 50 mg) Lasix (Erw. = 20 mg, Kind = 10 mg) Liquordrainage operative Dekompres- sion	wie II zusätzlich: RR blutig Temperatur > 35° C

In allen Fällen, in denen eine Operation wegen einer intrakraniellen Raumforderung notwendig ist, sollte eine *großflächige Trepanation* vorgenommen werden. Neben der besseren Übersichtlichkeit ist damit schon eine prophylaktische Maßnahme zur Verhinderung intrakranieller Druckspitzen eingeleitet.

> Da die Hirnschwellung in vielen Fällen erst einige Tage nach dem Trauma einsetzt, darf der Operateur sich nicht dadurch täuschen lassen, daß nach Anlage eines Bohrloches und Ablassen des Hämatoms das Hirn sich nicht sofort anlegt.

Obgleich statistische Aussagen über den Wert dieser Maßnahmen schwierig zu erhalten sind, scheint nach eigenen Erfahrungen die operative Dekompression in einer Reihe von Fällen Nutzen gebracht zu haben.

Als Nebenwirkung konnten bei fünf Patienten 2–3 Wochen nach dem Eingriff erhebliche Liquorkissen im Operationsbereich beobachtet werden, welche die Einlage von Drainagesystemen notwendig machten.

Zusammenfassend sind in Tabelle 15 die notwendigen prophylaktischen Maßnahmen dargestellt. Tabelle 18 zeigt die augenblicklichen Therapiemöglichkeiten der posttraumatischen Hirnschwellung.

E. Atmung

I. Cerebrale Hypoxie

Bedingt durch regionale Durchblutungsstörungen und direkte Zellschädigung ist die normalerweise schon geringe Hypoxietoleranz der Hirnzellen in traumatisierten Hirnarealen erheblich verkürzt.

Deswegen ist auch nach der Primärversorgung die Sicherung der ununterbrochenen Sauerstoffzufuhr oberstes Gebot, um Sekundärschäden zu vermeiden.

Der cerebralen Hypoxie können verschiedene Ursachen zu Grunde liegen:

① Arterielle Hypoxie:

Sie ist charakterisiert durch unzureichende arterielle Sauerstoffwerte. Diese können wiederum bedingt sein durch:

▶ niedrige pO_2 (Ventilationsstörungen) = hypoxische Hypoxie

▶ erniedrigter Hämoglobingehalt = anämische Hypoxie.

② Ischämische Hypoxie:

Die cerebrale Sauerstoffzufuhr ist vermindert durch eine Reduzierung der Hirndurchblutung (Kap. F.).

Tabelle 19. Normalwerte im arteriellen Blut bei Spontanatmung

Arterielle Blutgase:	
O_2 Sättigung	= 96,5 Vol. %
pO_2	= 89,0 mm Hg
pH	= 7,38 mm Hg
pCO_2	= 40,0 mm Hg
Standardbicarbonat	= 21 – 25 meq/l

Es ist schwierig, eine untere, noch tolerable Grenze für die arterielle Sauerstoffspannung sowie den Hämoglobingehalt anzugeben, da in Grenzfällen Kompensationsmechanismen zwischen pO_2, Hb und Hirndurchblutung bestehen (Tabelle 19). Zum anderen sind tierexperimentelle Befunde nicht ohne weiteres auf den Menschen übertragbar.

Auf Grund klinischer Erfahrungen sollte jedoch ein arterielles pO_2 von 100 mm Hg sowie ein Hämoglobin von 10 mg % nicht unterschritten werden.

II. Therapie des zentralen Sauerstoffmangels

Die *anämische Hypoxie* kann am schnellsten durch Gabe von Vollblut behandelt werden.

Zur Prophylaxe oder Therapie der *ventilationsbedingten Hypoxie* ist die frühzeitige Intubation und kontinuierliche Beatmung das Mittel der Wahl. Zwar kann diese Indikation nicht schematisch gestellt werden, doch sollte in Zweifelsfällen die Entscheidung zu Gunsten der Intubation fallen.

Intubiert werden sollten:

Patienten mit klinischen Zeichen der Ventilationsstörung d. h. Unruhe, periphere Cyanose, pathologische Atemformen: Cheyne-Stokes-Atmung, Maschinenatmung, Zwerchfell-Thoraxwand Antagonismus, Apnoe oder Hyperventilation.
Ferner bei Unterschreiten der arteriellen O_2 Spannung von 100 mm Hg, wobei kein Unterschied besteht, ob diese Abfälle durch Störungen im Bereich der Luftwege, pulmonal oder zentral ausgelöst sind.

Die Intubation soll, auch ohne erkennbare Atemstörungen und normalen Blutgaswerten, bei bewußtlosen Patienten mit Zeichen der Hirnstammschädigung durchgeführt werden. Hier kann jederzeit durch Dysfunktion vegetativer Zentren eine Atemlähmung eintreten (Tabelle 20).

Bei genügender Zeit ist dem *transnasalen Vorgehen* mit einem weichen Tubus der Vorzug zu geben. Im Notfall ist der Orotrachealweg vorzuziehen. Die Intubation soll zügig erfolgen, um auch kurzzeitige Hypoxien zu vermeiden. Anschließend ist für ca. *10 Minuten mit reinem O_2 zu beatmen.*

Tabelle 20. Indikation zur Intubation und kontrollierten Beatmung bei Patienten mit zentraler Funktionsstörung

- $pO_2 < 100$ mm Hg
- klinische Zeichen der Dyspnoe bei $pO_2 > 100$ mm Hg
- Bewußtlosigkeit mit Hirnstammsymptomatik
- pathologische Atemformen

Nach der Intubation wird folgerichtig zur assistierten bzw. kontrollierten Beatmung übergegangen. pO_2 Werte zwischen 110–120 mm Hg Hg sind anzustreben (Tabelle 21). Neben der Sicherung gegenüber zentralen oder medikamentösen Atemstörungen ist damit auch gleichzeitig eine wirkungsvolle Hirnödemprophylaxe eingeleitet (Kap. D. IV.), (Abb. 35).
Auf die eigentliche technische und pathophysiologische Frage der Dauerbeatmung soll nicht eingegangen werden. Hierzu wird auf das in gleicher Reihe erschienene Buch von G. WOLFF: „*Die künstliche Beatmung auf Intensivstationen*" verwiesen, welches den neuesten

Tabelle 21. Erforderliche Blutgaswerte unter Beatmung

Blutgase:
pO_2 > 120 mm Hg
pCO_2 ~ 35–40 mm Hg
pH   7,35–7,40 mm Hg

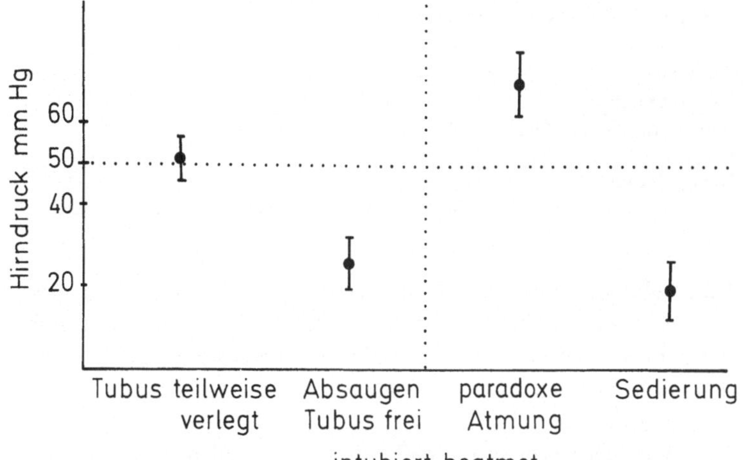

Abb. 35. Einfluß pathologischer Atemformen auf den Hirndruck.
Durch Freihalten des Tubus und Sicherung einer ungestörten Atmung ist ein wesentlicher Schritt zur Normalisierung des intrakraniellen Druckes erreicht

Stand des Problems ausführlich darstellt. Es sollen hier nur die Besonderheiten nach Hirnverletzungen aufgezeichnet werden.

In der Mehrzahl der Fälle wird ein druckgesteuertes Gerät eine ausreichende und effektive Dauerbeatmung ermöglichen (z. B. Bird Mark 8 oder 14).

Doch sind gerade in letzter Zeit die Vorteile von Volumengesteuerten Geräten bei Langzeitbeatmung herausgestellt worden. Besonders bei *obstruktiven Lungenerkrankungen* sowie posttraumatischen intrapulmonalen rechts-links Shunts ($O_2 \downarrow$, $CO_2 \uparrow$) läßt sich in vielen Fällen erst mit Volumengesteuerten Geräten eine optimale Beatmung ermöglichen.

Die Beatmung sollte kontinuierlich mit normalem Ausatemdruck (ZEEP) erfolgen. In Verbindung mit leichter Hyperventilation ($pO_2 \sim 120$ mm Hg, $pCO_2 \sim 35$ mm Hg), sind hierbei die günstigsten Werte für den intrakraniellen Druck und die Hirndurchblutung zu erwarten (Tabelle 22), (Kap. D. IV.).

Die früher häufig angewandte *Wechseldruckbeatmung* mit Übergang von positivem zu negativem endexspiratorischem Druck ist heute umstritten. Von verschiedenen Autoren ist hierbei eine verstärkte Atelektaseneigung beschrieben.

Tabelle 22. Respirator Normaleinstellung

Frequenz	10–15 Min.
Zugvolumen	15 ml/kg/KG
endexpiratorischer Druck	0
O_2	40%
Inspir./Expir.	1:2

Eine pulmonal notwendige Dauerbeatmung mit *positiv endexspiratorischem Druck (PEEP)* (Obstruktion – Ödem) sollte unter Kontrolle des zentral venösen und intrakraniellen Druckes durchgeführt werden, um Hirndruckanstieg als Folge des behinderten venösen Abflusses zu vermeiden.

Grundsätzlich ist zu sagen, daß bei allen Vorteilen der Beatmung, die *Komplikationsmöglichkeiten* und damit die pflegerischen und ärztlichen Belastungen größer geworden sind. Alle Verantwortlichen sind intensiv darüber aufzuklären, daß bei den meisten Systemen noch keine völlig sichere automatische Überwachung besteht. *Bewußtlose Patienten sind im Gegensatz zu anderen Beatmungsfällen nicht in der Lage, Sauerstoffmangel durch technisch oder mechanisch bedingte Ventilationsstörungen direkt erkennen zu geben.* Hier kann nur die dauernde Beobachtung des Patienten und des Gerätes vor ernsten Zwischenfällen schützen.

Die Erfahrung zeigte, daß bei beatmeten, bewußtlosen Patienten Störungen von Seiten des Atemgerätes, des Tubus sowie der Lunge einen großen Teil der lebensbedrohlichen Komplikationen darstellen.

III. Pflegerische Maßnahmen bei beatmeten Patienten

Einen wichtigen Punkt nimmt bei langliegenden Patienten die *Bronchialtoilette* und Vermeidung der Atelektasebildung ein. Die Verflüssigung der Bronchialsekrete wird begünstigt durch ausreichende

Anfeuchtung der Atemluft. Zusätzlich werden Sekretolytika (Tacholyquin) den Microverneblern regelmäßig zugesetzt, sowie den Patienten intravenös verabreicht.

Bei *obstruktiver Atemwegsbehinderung* im Sinne einer Spastik können zusätzlich β-2-Sympathomimetika (Salbutamol) den Verneblern beigefügt oder systemisch verabreicht werden. Eine Kombination mit Theophyllin erhöht den spasmolytischen Effekt.

Nach *Aspiration,* bei zähem oder blutigen Sekret, empfiehlt es sich, eine *Spülung* mit 10–20 ml 0,9% NaCl Lösung vorzunehmen. Vor dem Absaugen wird die Lunge mit dem Ambubeutel überbläht, um die Flüssigkeit bis in die Lungenperipherie zu bringen.

Wichtig ist das regelmäßige Drehen und Abklopfen des Patienten mit nachfolgendem Absaugen. Das *Absaugen* muß so schonend wie möglich geschehen, um das Flimmerepithel nicht zu verletzen. Es empfehlen sich weiche Katheter mit seitlich eingeschnittenen Löchern. Vor dem Absaugen ist die Oxygen-Blende kurz auf 100% einzustellen.

Der Atelektasebildung wird vorgebeugt durch mehrmaliges apparatives Überblähen der Lunge (deep sigh). Ist dies apparativ nicht möglich, wird die Lungenblähung manuell per Ambu-Beutel vorgenommen.

IV. Intubation — Tracheotomie

Die Indikation zur Tracheotomie hat sich in den letzten Jahren mehrfach gewandelt. Nach einer anfänglich sehr Tracheotomiefreundlichen Einstellung folgte nach Einführung neuer Tuben und der nasotrachealen Technik die Ära der extremen Langzeitintubation. Hier wurde nur noch in Ausnahmefällen tracheotomiert.

Nachuntersuchungen von Langzeit-intubierten Patienten zeigten jedoch, daß die Komplikationen selbst nach sachgemäßer Intubation und Pflege häufiger als angenommen sind. Berichtet wird vor allem über Stenosen im glottischen und subglottischen Raum sowie über Phonationsstörungen.

Aus diesen Gründen wird jetzt einem ausgewogenen Verhältnis zwischen Intubation und Tracheotomie der Vorzug gegeben. Feste Regeln sind schwer aufzustellen, *doch ist die Tracheotomie bei allen Patienten zu erwägen, bei denen nach vierwöchiger Bewußtlosigkeit keine eindeutige Tendenz zur Besserung beobachtet wird.*

1. Extubation

Nach Besserung der Bewußtseinslage sind zur Vorbereitung der Extubation *Phasen der Spontanatmung* einzulegen. Diese sollten anfangs 15–20 Minuten nicht überschreiten. Später werden sie dann auf längere Zeit ausgedehnt. Auf eine *ausreichende Anfeuchtung* der Atemluft ist jetzt besonders zu achten. *Extubationsversuche* sollen nur vorgenommen werden:
▸ bei ansprechbaren Patienten
▸ und normalen Blutgaswerten nach 24 Std. Spontanatmung mit 21% O_2 ohne Dyspnoezeichen (Tabelle 23).

Bei bewußtlosen Patienten sind Extubationsversuche sowie Entfernung der Trachealkanüle nutzlos, häufig sogar gefährlich. Trotz ausreichender Spontanatmung mit normalen Blutgaswerten verschlechtert sich nach verfrühter Extubation bzw. Dekanülierung die cerebrale Situation häufig und führt damit zu einem verzögerten Erholungsverlauf.

Tabelle 23. Voraussetzungen zur Extubation

- Ansprechbarer Patient
- ausreichende Spontanatmung über 24 Std.
- keine Dyspnoezeichen
- $pO_2 > 100$ mm Hg
- Atemfrequenz < 25/min

Die Gründe sind: Hypoxie durch Abnahme der cerebralen Durchblutung, Anstieg des intrakraniellen Druckes durch Behinderung des venösen Abflusses, Hyperämie in kontusionell geschädigten Gebieten nach Anstieg des pCO_2 mit nachfolgender Hirnschwellung und pulmonale Komplikationen als Folge des nicht ausreichenden Expektorationsvermögens.

In vielen Fällen zieht die *verfrühte Extubation* eine notfallmäßige Reintubation unter häufig ungünstigen äußeren Bedingungen nach sich.

In den ersten 24 Stunden nach Extubation muß der Patient dauernd beaufsichtigt werden. Ein verspätet auftretender Stridor ist bei unruhigen, nicht voll orientierten Patienten möglich. Eine leichte Sedierung ist empfehlenswert. Die Weiterführung der Befeuchtung ist notwendig.

Magensonde und Blasenkatheter sind in dieser Phase möglichst zu belassen, wobei vorübergehende Reduzierung der Sondenmenge eine günstige Wirkung auf den Zwerchfellstand und damit auf die Spontanatmung hat. *Den Patienten belastende Maßnahmen (Verbandwechsel, Sekundärnähte, Abführen) sollten verschoben werden.*

2. Besonderheiten nach Tracheotomie

Die Tracheotomie sollte grundsätzlich im Operationssaal unter optimalen äußeren Bedingungen durchgeführt werden. Nur so kann die Gefahr von Sekundärkomplikationen vermieden werden.

Im Gegensatz zum Trachealtubus wird die Trachealkanüle jeden 3. Tag, bei starker Verschleimung 2-tägig ausgetauscht, wobei innerhalb der ersten drei Tage nach Operation möglichst kein Auswechseln stattfinden soll.

Nach jedem Wechsel ist die korrekte Lage auskultatorisch zu prüfen. Auf ausreichende Befeuchtung (Microvernebler) ist zu achten.
Das *Dekanulement* geht zweckmäßigerweise über Silberkanülen. Nach 24 Stunden Spontanatmung mit normalem O_2 wird bei ausreichenden Blutgaswerten die Trachealkanüle gegen eine Silberkanüle mittleren Kalibers ausgetauscht.
Bei ausreichendem Expektorationsvermögen und normalen Blutgaswerten, kann die Trachealkanüle dann zunächst partiell, schließlich total *abgestöpselt* werden.
Toleriert der Patient die verschlossene Kanüle über weitere *24 Std.,* sollte der Versuch des *endgültigen Dekanulement* unternommen werden.
Das Tracheostoma wird mit sterilen Platten und Pflastern möglichst dicht abgedeckt.

Nach Entfernen der Kanüle müssen Patienten mindestens 24 Std. lückenlos überwacht werden. Dies gilt besonders für Schädel-Hirnverletzte, die sich normalerweise noch im Durchgangsstadium befinden und deswegen häufig nicht in der Lage sind, zunehmende Luftnot mitzuteilen.

In einigen Fällen wird eine Entfernung der Kanüle aus mechanischen Ursachen (Stenose im Bereich der Luftwege) nicht möglich sein. Hier ist in jedem Fall ein HNO Konsil zur Klärung der lokalen Situation und Festlegung des weiteren Fortganges durchzuführen.

Bewußtseinsgetrübte, nicht voll orientierte Patienten (Durchgangssyndrom) mit einer Trachealkanüle sind als potentiell gefährdet zu betrachten. Es fehlt hier die Einsicht in die Situation sowie die Fähigkeit, kritische Zustände anzuzeigen. Sie bedürfen daher einer ständigen Aufsicht.
Eine Sprachkanüle ist streng kontraindiziert.

F. Hirndurchblutung

I. Autoregulation

Physiologischerweise wird die Hirndurchblutung über einen weiten Blutdruckbereich konstant gehalten (Abb. 36). Genauer gesagt ist es die *Capillardurchblutung, die durch Änderung des capillären Perfusionsdruckes auf gleichbleibenden Werten reguliert wird.*
Veränderungen des arteriellen Mitteldruckes werden durch Anpassung des prä-capillären Widerstandes aufgefangen, so daß der Druck an der arteriellen Seite der Capillare gleichbleibt (Abb. 37). *Vermehrte Capillardurchblutung* wird bewirkt durch pCO_2 Anstieg

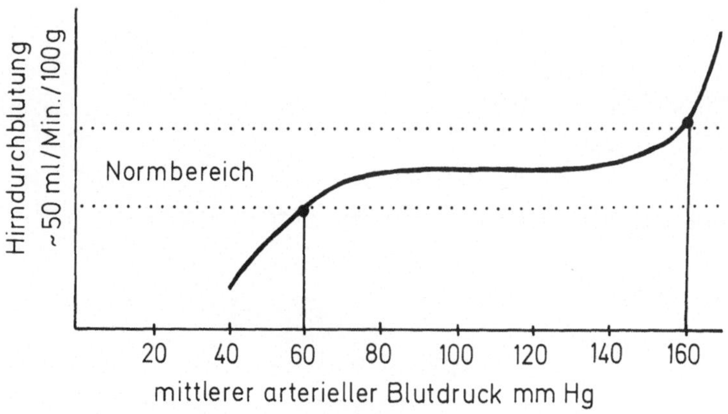

Abb. 36. Autoregulation der Hirndurchblutung.
Die Hirndurchblutung wird normalerweise über einen weiten Blutdruckbereich (60–160 mm Hg) konstant gehalten

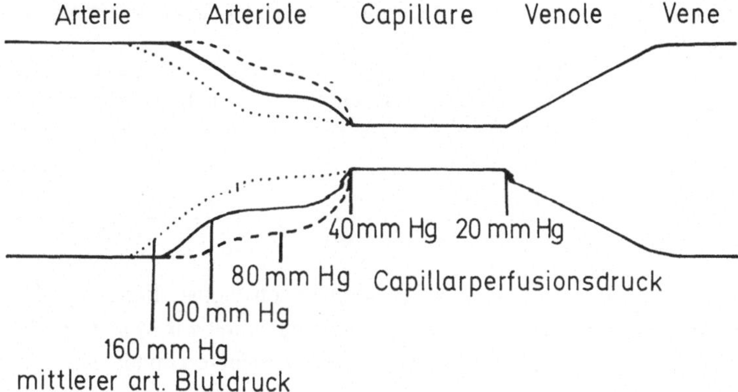

Abb. 37. Regulation der Capillardurchblutung.
Die Capillarperfusion wird durch Änderung des prä-capillären Widerstandes konstant gehalten. Steigender arterieller Druck führt zur Vasodilatation, fallender Druck zur Vasoconstriktion im Bereich der Arteriolen. Somit können sich Änderungen des Systemblutdruckes nicht auf die Capillardurchblutung auswirken (Autoregulation)

im Blut oder pO_2 Abfall im Gewebe mit Anfall vermehrt saurer Stoffwechselprodukts. Andererseits führt Hypokapnie und Anstieg des pH zum basischen Bereich durch Vasoconstriktion im prä-capillären Bereich zur *Durchblutungsverringerung* (Tabelle 24).
Wie regionale Hirndurchblutungsmessungen gezeigt haben, beträgt diese beim Erwachsenen pro 100 g Hirngewicht ca. 55 ml/Min., wobei Unterschiede zwischen der weißen und grauen Substanz nachzuweisen sind.

II. Hirndurchblutung bei gestörter Autoregulation

Nach schwerem Schädel-Hirntrauma treten verschiedene Faktoren auf, welche die Hirndurchblutung pathologisch verändern können. Ein wichtiger Punkt ist das lokale Ödem in der Umgebung von Kontusionsherden, oder die generelle Hirnschwellung als Ausdruck einer diffusen Hirnschädigung.

Tabelle 24. Einfluß von pH, pCO$_2$ und Gewebs pO$_2$ auf die Hirndurchblutung (CBF)

CBF:	pH	PCO$_2$	pO$_2$ Gewebe
Anstieg	↓	↑	↓
Abfall	↑	↓	↑

Der *steigende Gewebsdruck* im ödematösen Gebiet führt zur *Abnahme des capillären Perfusionsdruckes* und somit zur Minderdurchblutung der geschädigten Areale. Diese Vorgänge können zunächst durchaus lokal ablaufen und brauchen nicht mit einer generellen intrakraniellen Druckerhöhung einherzugehen. Die Folge ist eine *zunehmende Gewebshypoxie* mit Abnahme des pH und Anstieg des Lactatgehaltes. Die pH Verschiebung zum sauren Bereich müßte normalerweise zu einem Anstieg der Hirndurchblutung führen. Der pathologisch gesteigerte Gewebsdruck verhindert aber diese Reaktion. *Somit findet sich in Ödemzonen häufig die paradoxe Kombination regional reduzierter Durchblutung mit acidotischer Stoffwechsellage.* In der Umgebung der Läsionsstelle hingegen zeigt sich bei abnehmendem Gewebsdruck eine reaktive Hyperämiezone.
Ein weiterer wesentlicher Faktor ist die *gestörte Autoregulation der Hirndurchblutung.* Das bedeutet, daß sowohl Änderungen des arteriellen Mitteldruckes als auch des intrakraniellen Druckes Durchblutungsänderungen bewirken können.

1. Blutdruck — Hirndurchblutung

Eigene Untersuchungen an einer größeren Zahl Patienten zeigten im Mittel der Messungen eine gewisse Abhängigkeit zwischen Änderungen des Blutdruckes und der Hirndurchblutung. *Mit fallendem arteriellem Blutdruck nahm auch die Hirndurchblutung ab, während sie mit steigendem Blutdruck ebenfalls anstieg.*
Einschränkend muß gesagt werden, daß bei dieser Untersuchung die globale Durchströmung der A. carotis interna und nicht regionale Messungen ausgewertet wurden (Abb. 38).
Es ließen sich jedoch *zwei Bereiche* unterscheiden. Bei Blutdruck-

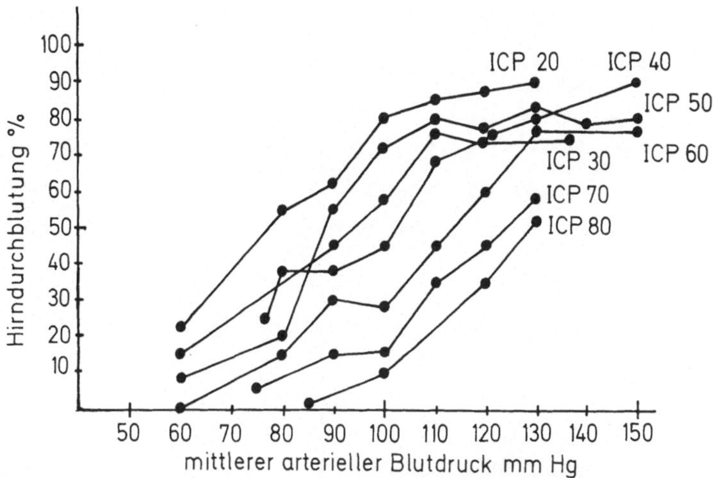

Abb. 38. Relation zwischen Blutdruck und Hirndurchblutung.
Bei gestörter Autoregulation bewirken Änderungen des arteriellen Blutdruckes gleichsinnige Reaktionen der Hirndurchblutung. Zur Eliminierung
des Einflusses gleichzeitiger intrakranieller Druckänderung, wurden diese
Werte für verschiedene konstante Hirndruckstufen berechnet

werten unter 110 mm Hg war das Verhältnis Hirndurchblutung/
Blutdruckänderung auch bei niedrigem intrakraniellen Druck im
Mittel der Messungen fast linear. Bei Blutdruckwerten über 110
mm Hg zeigte sich die Hirndurchblutungsänderung nicht mehr so
ausgeprägt.
So bewirken bei einem Hirndruck von 20 mm Hg Blutdrucksteigerungen von 80 auf 90 mm Hg eine Hirndurchblutungszunahme von
12%, Blutdrucksteigerungen von 120 bis 130 mm Hg nur eine
Durchblutungszunahme um 4% des Ausgangswertes.

Auf der anderen Seite gingen Blutdruckwerte unter 60 mm Hg
oft mit extremer Reduzierung der Hirndurchblutung einher.

Deswegen darf ein mittlerer arterieller Blutdruck von 70 mm Hg
zur Vermeidung einer cerebralen ischämischen Hypoxie auf keinen
Fall unterschritten werden.

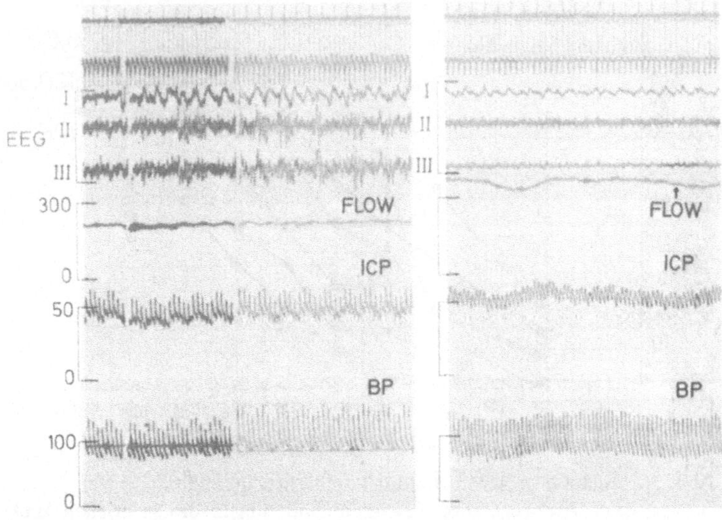

Abb. 39. Cerebrale Hyperämie im Finalstadium.
Während der Verschlechterung des Allgemeinzustandes mit Dilatation der Pupillen und flacher werdendem EEG steigt die Hirndurchblutung auf extreme Werte an. Intrakranieller Druck und Blutdruck bleiben weitgehend konstant

Im Finalstadium wurden unter Verschlechterung des AZ mit flacher werdendem EEG und Pupillendilatation massive cerebrale Hyperämien mit Durchblutungswerten um 70–100% über der Norm beobachtet (Abb. 39).

2. Intrakranieller Druck — Hirndurchblutung

Eine weitere Beziehung zeigte die *Hirndurchblutung* von der Höhe des *intrakraniellen Druckes*. Zunehmender intrakranieller Druck führte ohne adäquaten Blutdruckanstieg (Abb. 40) zu einer Abnahme, Senkung des Hirndruckes zu einer erneuten Zunahme der Hirndurchblutung (Abb. 41). Im unteren Hirndruckbereich bis etwa 40 mm Hg war dieses Verhalten jedoch nicht so ausgeprägt, wie bei höherem Hirndruck.

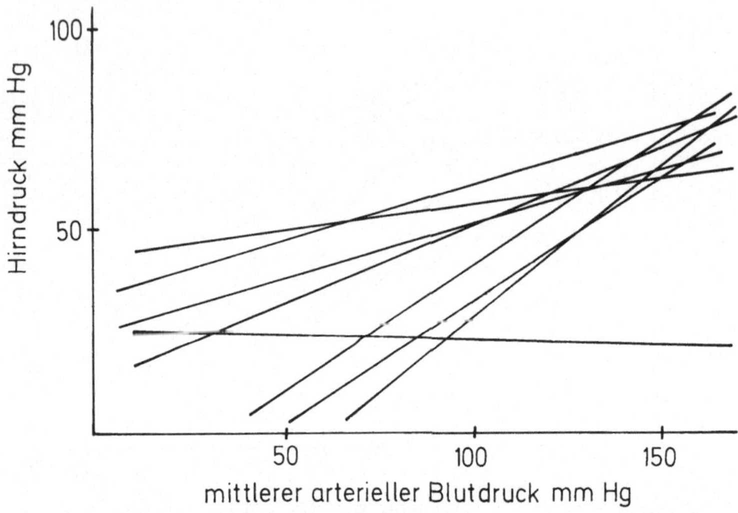

Abb. 40. Zusammenhang zwischen intrakraniellem Druck und Blutdruck. Bei den meisten Patienten fand sich eine positive Beziehung zwischen Blutdruck- und Hirndruckänderung. Im Einzelfall variierte dieses Verhältnis jedoch stark, so daß Rückschlüsse zwischen beiden Werten nicht möglich sind

Allerdings variierten diese Werte bei den einzelnen Patienten und auch im Verlauf der Messung sehr stark. Ferner konnte vom klinischen Bild nicht auf die Regulationsfähigkeit der Hirngefäße rückgeschlossen werden.

Für die cerebrale Durchblutung besteht die ungünstigste Situation, wenn bei steigendem intrakraniellen Druck der arterielle Blutdruck fällt. Deswegen sollte die Differenz zwischen mittlerem arteriellen Blutdruck und mittlerem Hirndruck, *der cerebrale Perfusionsdruck,* mit in die Überwachungs-Parameter nach Schädel-Hirntrauma einbezogen werden.

Er stellt zwar nicht in jedem Fall ein direktes Maß für die cerebrale Blutversorgung dar, doch bedeutet ein ausreichender Perfusions-

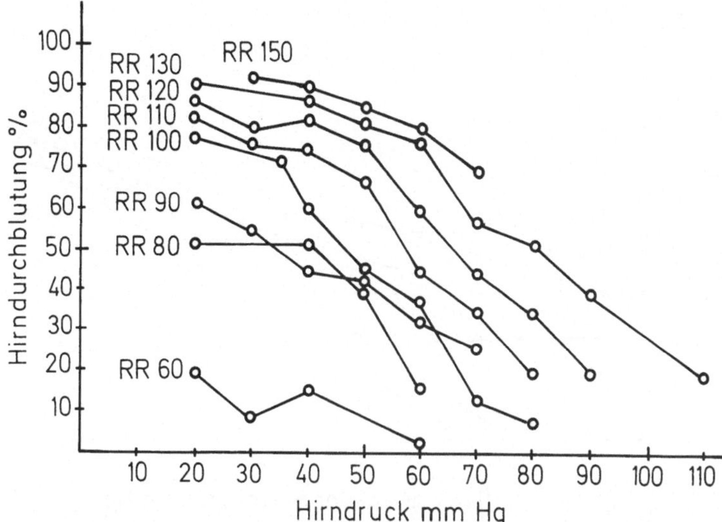

Abb. 41. Intrakranieller Druck − Hirndurchblutung.
Steigender Hirndruck führt bei gestörter Autoregulation zu einer Abnahme
der Hirndurchblutung. (Entsprechend Abb. 38. für konstante Blutdruckstu-
fen berechnet)

druck (CPP) eine wesentliche Sicherung gegen eine cerebrale
Ischämie.

Im Durchschnitt zeigte sich die Hirndurchblutung bei einem CPP von
50 Torr um 50% verringert. Gleichzeitig stieg der cerebrale Lactat-
ausstoß stark an (Abb. 42 u. 43).

Da der *cerebrale Perfusionsdruck* eine rechnerische Differenz
zweier physiologischer Größen darstellt, wird er durch Änderung
beider Faktoren beeinflußt. Das bedeutet, daß zwei verschiedene
therapeutische Wege abgewogen werden müssen.

Im ersten Fall (niedriger Hirndruck − fallender Blutdruck) muß
versucht werden, durch genügende Volumensubstitution eine
ausreichende Hirndruchblutung zu gewährleisten. Der System-
blutdruck sollte 70 mm Hg auf keinen Fall unterschreiten (Tabelle 25).

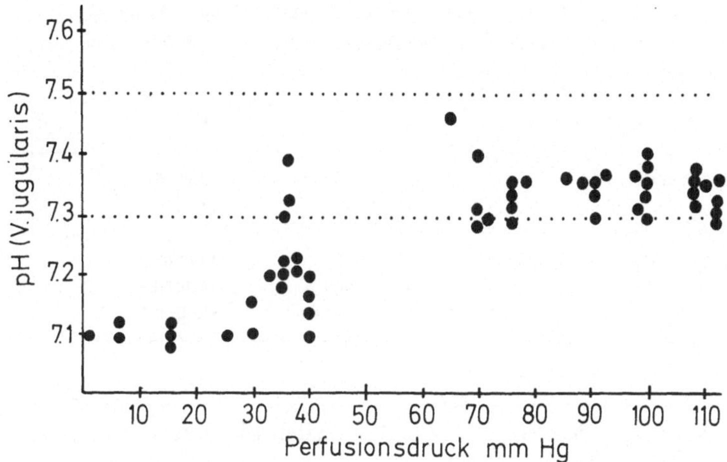

Abb. 42. Zunehmende Acidose bei Verringerung des cerebralen Perfusionsdruckes

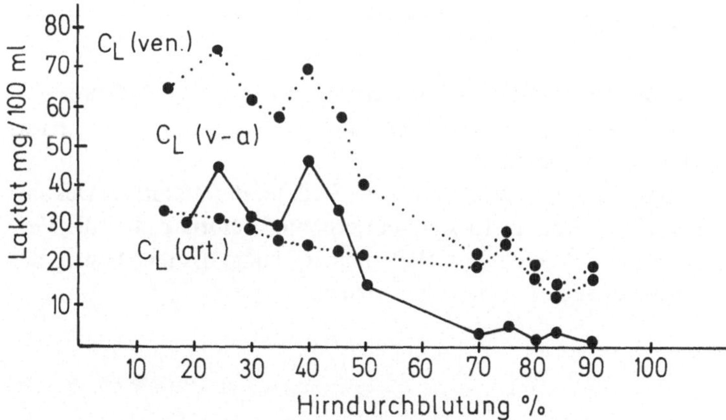

Abb. 43. Verringerung der Hirndurchblutung führt zur Erhöhung der cerebralen Lactatproduktion als Ausdruck der zunehmenden Acidose (C_L (v-a) = arterio venöse Lactatdifferenz)

Tabelle 25. Einfluß von Hirn- und Blutdruckänderung auf den cerebralen
Perfusionsdruck. Wegen der Gefahr der zentralen Ischämie sollte dieser
50 mm Hg nicht unterschreiten

Cerebraler Perfusionsdruck	Hirndruck	Blutdruck
Verminderung	I. konstant	fallend
	II. steigend	konstant
Erhöhung	I. fallend	konstant
	II. konstant	steigend
	III. steigend	steigend

Mit steigendem Hirndruck und normalen Blutdruckwerten geht
die Therapie nur über die Senkung des erhöhten Hirndruckes.
Durch Anheben des Systemblutdruckes über die Norm hinaus
(100–110 mm Hg) kann normalerweise keine verbesserte Hirndurchblutung erreicht werden. Die Kurven laufen in diesem Bereich deutlich flacher (Abb. 41).

Bei *hypertonen Blutdruckwerten* bestehen zwei große Gefahren:
▶ Durch Anstieg des capillären Filtrationsdruckes wird die Hirn-
ödemneigung verstärkt.
▶ Bei kompletter Vasoparalyse im Stadium der Volumen Dekompensation (Kap. D. I.) kann der erhöhte Blutdruck über die Vermehrung des cerebralen Blutvolumens einen akuten Anstieg des
intrakraniellen Druckes verursachen.

Aus diesen Gründen müssen hypertensive Blutdruckkrisen rasch
und effektiv therapiert werden.

Am günstigsten ist ein Perfusionsdruck um 75 mm Hg (d. h. intrakranieller Druck ~ 15 mm Hg, mittlerer arterieller Blutdruck ~ 90
mm Hg).
Zur besseren Kontrolle ist in schwierigen Situationen (Hirnstamm-

schädigung mit Entgleisung der Blutdruckregulation, längere Entwässerung) ergänzend zur intrakraniellen Druckmessung die *blutige Blutdruckmessung* unerläßlich. *Ein Differenzrechner zwischen den beiden Elektromanometern kann dann direkt die Höhe des cerebralen Perfusionsdruckes anzeigen.*

III. Therapeutische Beeinflussung der Hirndurchblutung

Große Untersuchungsreihen mit regionalen Hirndurchblutungsmessungen haben gezeigt, daß es nur wenige Medikamente gibt, die tatsächlich eine Verbesserung der Hirndurchblutung herbeiführen.
Diskutiert werden die Zufuhr *onkotischer Lösungen* zur Verbesserung der Blutviskosität mit reaktivem Anstieg der Kapillardurchblutung.
Ergotaminpräparate scheinen ebenfalls einen positiven Einfluß auf die Endstrombahn zu haben. Sie fördern zugleich die Sauerstoff-Utilisation. Untersucht wurde besonders das Dihydroergotoxin (Hydergin).
Auf die Möglichkeit durch *Hyperventilation* eine Verschiebung des cerebralen Blutvolumens zu erzielen, wurde schon hingewiesen. Die erreichte Hypokapnie bewirkt durch Vasoconstriktion in ungeschädigten Arealen eine Verminderung des cerebralen Blutvolumens mit nachfolgendem Abfall des intrakraniellen Druckes. Gleichzeitig kann die Durchblutung über den geschädigten Arealen deutlich ansteigen. Dieses Verhalten wird als *„Inverse Steal Symptom"* bezeichnet. Allerdings sollten die pCO_2 Werte nicht unter 32 mm Hg abfallen, um nicht in den gesunden Arealen eine Gewebshypoxie herbeizuführen.
Neuere experimentelle Arbeiten berichten über die Möglichkeit, durch *Pufferlösungen* die Gewebsacidose in traumatisierten Gebieten zu therapieren und damit die *Ansprechbarkeit der Gefäße auf CO_2 Änderungen* wiederherzustellen. Hierzu stehen ergänzend klinische Beobachtungen, welche nach schwerem Schädel-Hirntrauma das Liquor pH häufig stark erniedrigt fanden.
Die günstigste Wirkung scheint die Zufuhr von Tris Puffern (Tham) wegen der besseren intrazellulären Wirkung zu haben (Kap. D. VI.).

G. Säure-Basen-Haushalt

Die vitalen Funktionen sind an einen engen Bereich der Wasserstoffionenkonzentration gebunden.

Da sowohl exogen wie auch endogen zahlreiche saure bzw. basische Substanzen anfallen, verfügt der Organismus über verschiedene Mittel, um diesen Bereich weitgehend stabil zu halten:

- sofortige Pufferung (Neutralisation) intra-oder extracellulär
- pulmonale Ausscheidung von CO_2
- renale Elimination basischer oder saurer Substanzen.

Die wichtigste Puffermöglichkeit ist das Kohlensäure-Bicarbonatsystem, an dessen Aufrechterhaltung sowohl die Niere als auch die Lunge beteiligt sind.

Die normale Relation $\left[\dfrac{\text{Kohlensäure}}{\text{Bicarbonat}}\right]$ ist $\dfrac{1}{20}$.

Senkung des pH-Wertes (Acidose) erfolgt sowohl durch Erhöhung des CO_2-Druckes wie auch durch Abnahme des Bicarbonatgehaltes. Erhöhung des pH-Wertes (Alkalose) wird durch Verminderung des CO_2-Druckes oder Erhöhung des Bicarbonatgehaltes bewirkt.

Das Verhältnis wird durch die Gleichung

$$pH = 6{,}1 + \frac{HCO_3}{H_2CO_3}$$

ausgedrückt, wobei 6,1 die Dissoziationskonstante darstellt. Der Normalwert des Blutes liegt bei pH = 7,38 (7,35–7,43).

Grundsätzlich ist der Organismus bemüht, das Verhältnis

$$\left[\frac{\text{Kohlensäure}}{\text{Bicarbonat}}\right]$$

konstant zu halten. Das heißt, Verminderung des Bicarbonates führt zur vermehrten pCO_2-Abgabe und umgekehrt.

- Ursachen der Acidose:
  ① Anstieg der Wasserstoffionen in der Körperflüssigkeit:
     a) vermehrte endogene Produktion durch Stoffwechselprozesse
     b) vermehrte exogene Zufuhr
     c) verminderte renale Elimination
  ② Verlust von Basen
  ③ Abnahme der pulmonalen Ausscheidung des CO_2.

- Ursachen der Alkalose:
  ① Vermehrter endogener Basenanfall
  ② Verlust von H^+ Ionen
  ③ Verstärkte pulmonale CO_2-Abgabe.

Veränderungen des Säure-Basen-Haushaltes können einerseits durch Stoffwechselvorgänge hervorgerufen werden. Diese bezeichnet man als *metabolische Entgleisung*.

Respiratorische Störungen hingegen werden primär durch eine Veränderung der pulmonalen CO_2-Abgabe bewirkt.
Vereinfacht kann die Gleichung aufgestellt werden:

$$pH = pK' + \frac{\text{Niere}}{\text{Lunge}}.$$

Dies bedeutet: Jede Veränderung im Säure-Basen-Haushalt wird zunächst durch das Komplementär-Regulations-Organ aufgefangen. Solange dies gelingt, bleibt das pH im Normbereich, die Veränderung ist kompensiert.

So werden primär metabolische Entgleisungen durch verstärkte pulmonale CO_2-Abgabe (bei Acidose) oder CO_2-Retention (bei Alkalose) ausgeglichen.
Respiratorische Störungen führen umgekehrt bei Acidose mit Abfall des pCO_2 zu vermehrter, bei Alkalose (Anstieg des pCO_2 zu verminderter Ausscheidung des HCO_3.
Wird die Kapazität der Puffermöglichkeiten erschöpft, kommt es zu pH-Änderungen, die Störung ist dekompensiert (Tabelle 28).

Tabelle 26. Störungen im respiratorischen und metabolischen System und ihre Auswirkungen auf Säure-Basen-Status und Blutgase

1. Störungen im respiratorischen System	Primäre Veränderung auf			Folge Kompensation		
	pO$_2$	pCO$_2$	pH	StB	BE	pH
a) Hypoventilation	↓	↑	↓	↑	↑	↗n
b) Hyperventilation	n	↓	↑	↓	↓	↘n
c) Shunt	↓	n	n	∅	∅	∅
d) Diffusionsstörung	↓↓	(n)↑	↓	↑	↑	↗n
Eingeteilt nach:						
respiratorische Acidose	↓	↑	↓	↑	↑	↗n
respiratorische Alkalose	n	↓	↑	↓	↓	↘n
2. Störungen des Metabolismus	StB	BE		pO$_2$	pCO$_2$	
a) Acidose	↓	↓	↓	n	↓	↗n
b) Alkalose	↑	↑	↑	n	↑	↘n

I. Laborbestimmungen

- Kohlensäuredioxidpartialdruck (pCO$_2$) ist demnach ein Maß für die respiratorische Seite des Säure-Basen-Gleichgewichtes (normal pCO$_2$ = 40 mm Hg).
  Standardbicarbonat und *Basenabweichung* sind ein Maß für die metabolische Komponente:
- Bicarbonatgehalt des Plasmas unter Standardbedingungen pCO$_2$ = 40 mm Hg, T = 37° C, volle O$_2$-Sättigung.
  Normalwert 24 mmol/l.
- Basenabweichung:
  Direkte Angabe der Basenkonzentration im voll oxygenisierten Blut. Normalwert −3 bis +3 mVal/l.
  Positive Werte geben einen Säuremangel (Alkalose), negative einen Säureüberschuß (Acidose) an.

Vorgehen: pO$_2$, pCO$_2$, pH werden im arteriellen Blut bestimmt. Bicarbonat und Basenabweichung können dann anhand entsprechender Tabellen festgelegt werden.

1. Metabolische Acidose

Die häufigste Form ist die metabolische Acidose. Ursache ist ein *Überschuß saurer Valenzen* bei Gewebshypoxie. Diese wird normalerweise Folge einer allgemeinen Hypoxidose sein. Ferner bei *unphysiologisch hohen Stoffwechselsteigerungen* (Fieber, Krampfanfall, Delir oder Beschleunigung des Energieumsatzes im Hunger).
Ein typisches Beispiel ist die diabetische Ketoacidose.
Bei unzureichender intracellulärer Glucosekonzentration kommt es zu einer Zunahme des Fettumsatzes mit Anhäufung von β-Hydroxidbuttersäure und Acetessigsäure.
Da beide Säuren nahezu völlig dissoziiert sind, kommt es zu einer starken Zunahme der H^+-Ionen.
Weitere Ursachen sind: Verluste körpereigener Basen (Ileus, Magen-Darm-Sekrete) und renale Insuffizienz mit verminderter Ausscheidung von H^+-Ionen.
An *Labordaten* findet sich zunächst eine Verminderung des Bicarbonates im Plasma. Das pH wird zunächst durch vermehrte CO_2-Abgabe konstant gehalten.
Kann die fallende Bicarbonatkonzentration pulmonal nicht mehr ausgeglichen werden, fällt das pH als Ausdruck der Dekompensation zum sauren Bereich.

Tabelle 27. Charakteristische Laborwerte bei Veränderungen des Säure-Basen Haushaltes

	pH	pCO$_2$	StB	BE
Respiratorische Acidose	↓	↑	n	n
Respiratorische Alkalose	↑	↓	n	n
Metabolische Acidose	↓	n	↓	↓
Metabolische Alkalose	↑	n	↑	↑

Die *Therapie* besteht einmal in der Behandlung der Ursache, z. B.
effektive Schockbekämpfung zur Verbesserung der Gewebsperfusion, Unterbrechen von Krampfanfällen, Sedierung unruhiger Patienten oder frühzeitige Intubation und Beatmung.

Medikamentös werden alkalisierende Substanzen eingesetzt (Natriumbicarbonat). Dosierung: $\times$ ml molares Bicarbonat = Basenüberschuß $\times$ 0,3 $\times$ kg KG. Unterstützend sollte hyperventiliert werden, um durch vermehrte CO_2-Ausscheidung über die Lunge eine Kompensation herbeizuführen.

2. Respiratorische Acidose

Die respiratorische Acidose tritt bei Störungen der Lungenfunktion mit Behinderung der pCO_2-Abgabe auf. Kennzeichnend ist deswegen der Anstieg des arteriellen pCO_2.

Normalerweise wird sie durch eine Hypoventilation bedingt, so daß gleichzeitig eine ausgeprägte Hypoxie gefunden wird. Die *Ursachen* können peripher (Verlegung der Atemwege), pulmonal (Serienfrakturen, Lungenödem, Atelektase), neuromuskulär (Myasthenie, Polyneuropathie) oder zentral (akute Hirnfunktionsstörung, Intoxikation) liegen.

Die *Therapie* besteht in der Beseitigung der mechanischen Faktoren (Intubation) und Respiratorbeatmung, eventuell mit positiven endexspiratorischen Drücken (PEEP).

3. Metabolische Alkalose

Diese ist charakterisiert durch erhöhtes Bicarbonat, positiven Basenüberschuß und steigende pH-Werte. *Ursachen* sind: Verlust saurer Valenzen (Ableitung von Magensaft bei Magen-Darm-Atonien, Erbrechen), Abgabe von Kalium und Chlor bei diuretischer Therapie, übermäßige Zufuhr alkalisierender Lösungen, Rentention von Basen sowie übergroße Transfusionen.

Therapeutisch kommt neben der Behandlung des Grundleidens bei Verlusten saurer Valenzen die Zufuhr von Chlor-Ionen (KCl 7,45%) in Frage.

Entgleiste metabolische Alkalosen mit Anhäufung basischer Substanzen können mit Salzsäure therapiert werden (100 ml n/10 HCl Lösung in 900 ml 5% Glucose).

Tabelle 28 a. Therapeutische Maßnahmen bei Störungen im respiratorischen und metabolischen System

Respiratorische Störungen	Therapeutische Konsequenzen	
	Behandlung der Ursachen	Behandlung der Symptome
I. Hypoventilation	1. Behandlung des Grundleidens 2. Gezielte Behandlung a) Bei Depression des Atemzentrums durch Analgetica: Allylnormorphingabe, durch Narkotica: Fortsetzung der Beatmung, keine Analeptica. b) Bei Störungen der peripheren Atmung durch Restcurarisierung od. Myasthenie: Prostigmingabe, durch Schmerzen: Analgeticagabe. c) Bei Veränderungen der Lunge und Luftwege durch Obstruktion: Freimachen der Atemwege durch endobronchiales Absaugen; Asthmolyticabehandlung.	Erhöhung der alveolären Ventilation: a) Totraumverkleinerung durch: Intubation, Tracheotomie, Senkung der Atemfrequenz. b) Maschinelle Beatmung: kurzzeitig intermittierend assistiert kontrolliert mit entsprechend langsamer Atemfrequenz von ca. 12 AZ/min und einem O_2-Anteil von ca. 30%. PEEP-Beatmung
II. Hyperventilation	a) Bei erhöhtem Stoffwechsel: medikamentöse u. physikalische Senkung der Temperatur und des Stoffwechsels. b) Bei Sauerstoffmangel: O_2-Therapie; bei gleichzeitiger met. Acidose: zusätzliche Pufferung der überschüssigen Wasserstoffionen	Reduzierung des Atemminutenvolumens. Bei Atemfrequenzen über 25 AZ/min → maschinelle kontrollierte Beatmung. Sedierung Relaxierung

4. Respiratorische Alkalose

Die respiratorische Alkalose ist häufig nach zentral oder psychogen
bedingter Hyperventilation mit übermäßiger CO_2-Abgabe zu beobachten.
Zur Kompensation retiniert die Niere Wasserstoff im Austausch ge-

Tabelle 28 a *(Fortsetzung)*

Respiratorische Störungen	Therapeutische Konsequenzen	
	Behandlung der Ursachen	Behandlung der Symptome
III. Shunt (Störungen des Ventilations/Perfusionsverhältnisses)	Atelektasen: Ausdehnung der Atelektasen durch gezieltes Absaugen von Schleim und Blähen durch physiotherapeutische Atemübungen durch künstliche Totraumvergrößerung z. B. Giebelrohre durch passive Dehnung der Lunge mit Beatmungsapparaten	O_2-Therapie Intermittierend oder fortlaufend durch: a) Nasale Sauerstoffsonde 3 l/min →30% O_2 5 l/min →38% O_2 b) O_2-Plastikgesichtsmaske 10–12 l/min →60% O_2 PEEP-Beatmung
IV. Diffusionsstörung	a) Lungenstauung bzw. Lungenödem: kardiale Unterstützung Aufrechterhaltung der alveolären Ventilation Herabsetzung des Flüssigkeitsdruckes und des venösen Rückstromes Herabsetzung der Oberflächenspannung b) Interstitielle Pneumonie: Antibiotische und physikalische Pneumoniebehandlung	Erhöhung der alveolären Ventilation und O_2-Anreicherung Totraumverkleinerung und/oder maschinelle kontrollierte Beatmung (evtl. Überdruckbeatmung) mit stufenweiser O_2-Erhöhung im Beatmungsgemisch bis zur Erzielung befriedigender pO_2-Werte (Gefahr der Sauerstoffvergiftung bei langzeitiger Erhöhung der O_2-Zufuhr über 50%) bei Therapieversagen als letzte Möglichkeit extracorporale Oxygenation

gen Kalium und Bicarbonat. Deswegen muß die *Therapie* frühzeitig ansetzen, um die sekundäre metabolische Acidose zu vermeiden. Mittel der Wahl ist die kontrollierte Beatmung unter Sedierung bzw. Relaxierung des Patienten.

Tabelle 28 gibt zusammenfassend die wichtigsten therapeutischen Maßnahmen bei Störungen des Säure-Basen-Haushaltes wieder.

Tabelle 28 b

Metabolische Störungen	Therapeutische Konsequenzen

I. Acidose	1. Ursächliche Behandlung des jeweiligen Grundleidens
	2. Bindung und Entfernung überschüssiger Wasserstoffionen
	   a) durch Pufferung mit Natriumbicarbonat (8,401% = 1 molar)
	     Mengenberechnung: ml Natriumbicarbonat (1 molar) = BE × 0,3 kg KG
	     Vorbedingung: ungestörter Abtransport für CO_2; relative Kontraindikation: Hypernatriämie
	   b) durch Pufferung mit THAM (Trispuffer 0,3 molar)
	     Mengenberechnung: ml THAM (0,3 molar) = BE × kg KG
	     Vorbedingung: gute Nierenfunktion
	     Vorteil: intrazelluläre Wirksamkeit
	     Nachteil: Atemstillstand bei Überdosierung.

II. Alkalose (immer von Elektrolytstörungen begleitet)	1. Ursächliche Behandlung des jeweiligen Grundleidens
	2. Zufuhr der fehlenden Kationen (K) und Anionen (Cl)
	   a) KCl-Lösung (20 mVal verdünnt in Infusion zu geben)
	     Kaliumaspartatlösung
	   b) n/10 HCl-Lösung
	   c) Kochsalzlösung (5,85%)
	   d) l-Lysinchloridlösung
	     (= 20 mVal Lysinkationen + 20 mVal Chloranionen verdünnt in Infusion zu geben)
	   e) Arginin-HCl (als Infusionslösung im Handel) (Tutofusin Alk, Glutarsin).
	Dosierungen und Infusionsgeschwindigkeiten genau beachten und individuell festlegen!

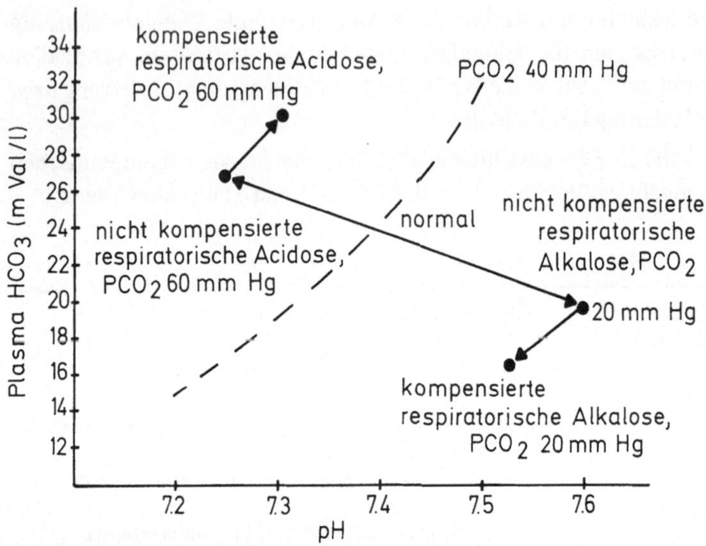

Abb. 44. Respiratorische Acidose und Alkalose.
Vermehrung von CO_2 schiebt den pH/HCO_3 Wert nach oben und links,
Elimination von CO_2 nach unten rechts entlang des Pfeiles

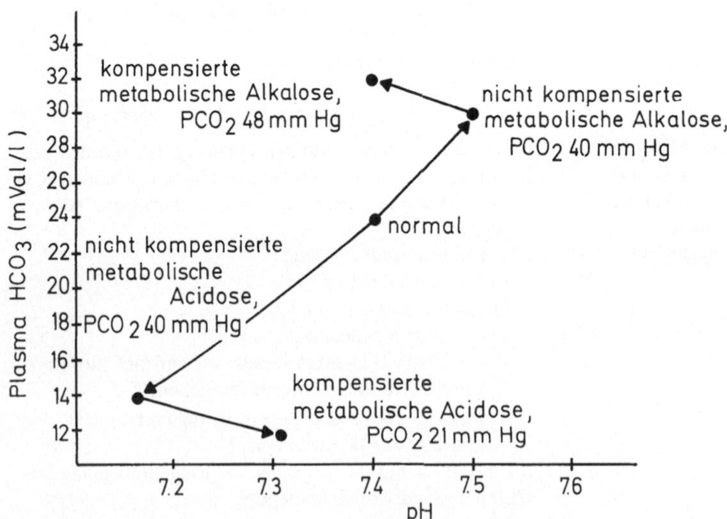

Abb. 45. Plasmaveränderung bei metabolischer Acidose und Alkalose
(n. Davenport)

106

H. Infusionstherapie und Ernährung

I. Wasserhaushalt

Der Wasserhaushalt des Organismus macht bei Kindern 70%, bei Erwachsenen 60% des Körpergewichtes aus. Auf Grund morphologischer und biochemischer Kriterien muß unterschieden werden zwischen extra- und intrazellulärer Flüssigkeit (Abb. 46).
Ausgeprägt finden sich besonders die *Elektrolytunterschiede* zwischen beiden Räumen. *Extrazellulär* ist die Natrium- und Chlorkonzentration hoch, während *intrazellulär* Kalium und Phosphor überwiegen (Abb. 47).
Bei normaler Konzentration nicht ionisierter Substanzen (Glucose, Harnstoff, Albumin) ist das *Verhältnis Natrium/Wasser* im extrazel-

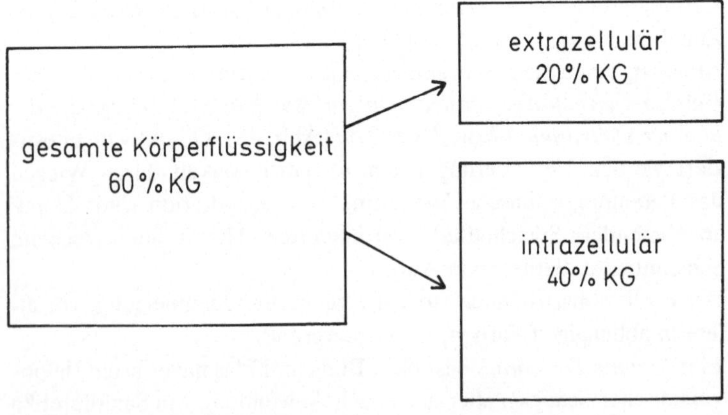

Abb. 46. Verteilung der Körperflüssigkeit bei Erwachsenen

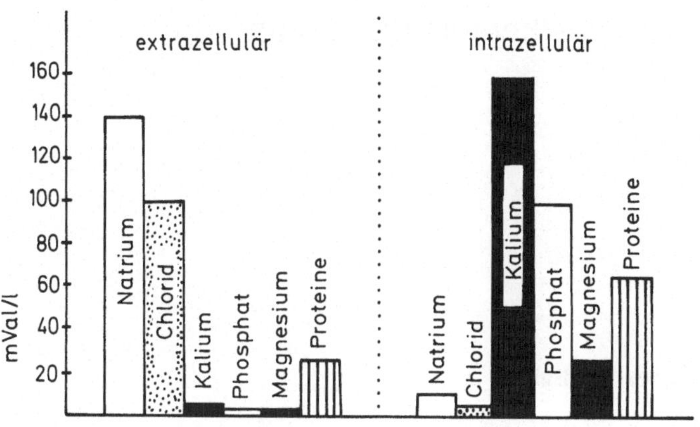

Abb. 47. Extra- und intrazelluläre Elektrolytverteilung

Tabelle 29. Verhältnis der Normalwerte von Urin- und Serumosmolarität

$$\frac{\text{Urinosmolarität}}{\text{Serumosmolarität}} = \frac{3}{1} \quad \frac{(\sim 800\text{–}900 \text{ mOsml})}{(\sim 290\text{–}300 \text{ mOsm/l})}$$

lulären Raum entscheidend für die Osmolarität und damit für die Aufrechterhaltung der *Homöostase* der Körperflüssigkeit (Tabelle 29).

Verminderung des extrazellulären Volumens wird als *Dehydration*, Zunahme als *Hydration* bezeichnet.

Abhängig von einer *gleichzeitig normalen, erhöhten oder verminderten Natriumkonzentration spricht man von isotoner, hypertoner oder hypotoner Dehydration bzw. Hydration* (Abb. 48). Objektiv diagnostiziert werden Veränderungen der Körperflüssigkeit durch Wiegen des Patienten. Klinische Symptome der Dehydration sind: Durst, abnehmender Speichelfluß, verminderter Hautturgor, trockene Schleimhäute, tiefliegende Augen.

Bei Hydrationszuständen steht die generelle Ödemneigung, vor allem in abhängigen Partien, im Vordergrund.

Eine *isotone Dehydration* ist nach Blut- und Plasmaverlusten (hypovolämischer Schock), aber auch nach Anwendung von Saludiuretika zu beobachten.

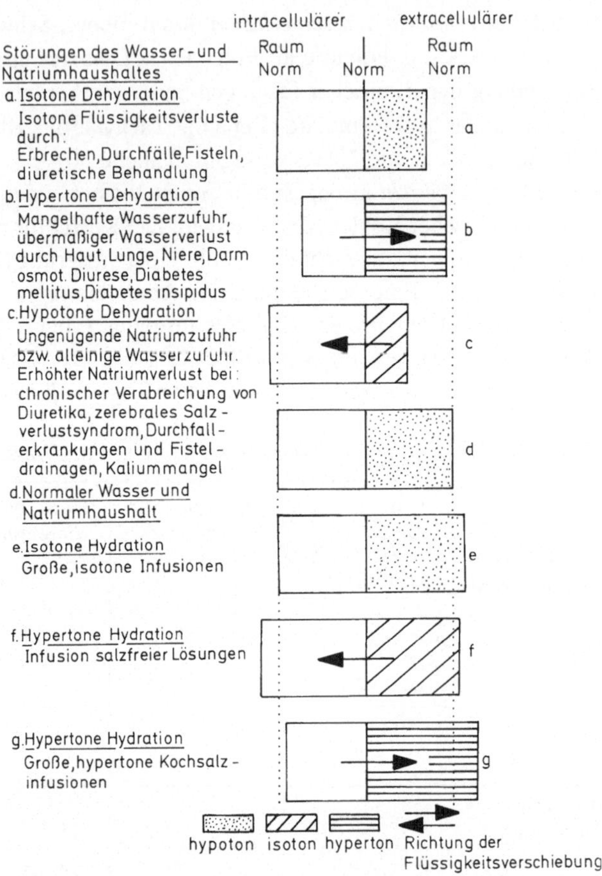

Abb. 48. Störungen des Wasser- und Natriumhaushaltes

Hypertone Dehydration ist Folge einer verminderten Wasseraufnahme und/oder eines gesteigerten Verlustes.

Nach Schädel-Hirntrauma ist diese Form die häufigste Störung des Wasserhaushaltes. Hauptursache ist einmal die Flüssigkeitszufuhr unterhalb der Bedarfswerte oder die Infusion hypertonischer Lösungen ohne ausreichende Substitution freien Wassers.

Ferner bei *erhöhten Wasserverlusten* durch Fieber, Schwitzen, Magen-Darm Sekrete, Polyurie als Folge eines Diabetes insipidus oder Anwendung hypertonischer Lösungen bei Osmotherapie. Der Endzustand ist das hyperosmolare Koma mit Tachykardie, Blutdruckabfall, Lungenödem und Nierenversagen (Tabelle 30).

Die *Therapie besteht* in der Zufuhr freien Wassers oder elektrolytfreier isotonischer Kohlehydratlösungen. Die Korrektur muß jedoch vorsichtig erfolgen, um nicht eine akute Überwässerung (Hydration) herbeizuführen. Eine solche Situation kann eintreten, wenn versucht wird, bei entgleistem Diabetes insipidus (über 5 Liter Urin/ Tag) oder bei Anwendung hypertoner Lösungen zur Osmotherapie, die Infusionsbilanz innerhalb des nächsten Tages voll auszugleichen.

Tabelle 30. Laborwerte bei verschiedenen Störungen des Wasserhaushaltes

Art der Störung	Extrazellulärer Raum			Intrazellulärer Raum		Harn (bei normaler Nierenfunktion)	
	Ery. Hb Prot.	Hkt.	Na^+	Mittl. Ery – Vol	Mittl. Hb Gehalt	Na^+	Volumen
Isotone Dehydration	↑	↑	n	n	n	↓	↓
Hypertone Dehydration	↑	↑	↑	↓	↑	↑	↓
Hypotone Dehydration	↑	↑	↓	↑	↓	↓	↓
Isotone Hydration	↓	↓	n	n	n	↑	↑
Hypotone Hydration	↓	↓	↓	↑	↓	↓	↑
Hypertone Hydration	↓	↓↓	↑	↓	↑	↑	↑

(↑ = erhöht, ↑↑ = stark erhöht, ↓ = erniedrigt, ↓↓ = stark erniedrigt, n = normal)

Dies führt in der Regel zu einer Überlastung des extrazellulären Raumes und damit des Kreislaufs. Folgen können sein: Lungenödem, Herzversagen oder eine akute Hirnschwellung.

Die zusätzliche Menge freien Wassers sollte auch bei ausgeprägter Dehydration den normalen Flüssigkeitsbedarf um 10 ml/kg/KG pro Tag (etwa 700–1000 ml bei Erwachsenen) keinesfalls überschreiten. Die Kontrolle des Venendruckes ist notwendig.

II. Flüssigkeitsbedarf

Ein Erwachsener hat einen täglichen Wasserbedarf von etwa 35 ml/kg/KG. Das entspricht einer Infusionsmenge von 2000–2500 ml/Tag (Tabelle 31).
Bei kleinen Kindern und Säuglingen liegt der tägliche Wasserbedarf deutlich höher (Kap. L.). Die Berechnung erfolgt entweder an Hand von Nomogrammen nach der Körperoberfläche oder einfacher *unter Berücksichtigung des Alters nach dem zugehörigen Körpergewicht* oder näherungsweise nach der Körpergröße (Tabelle 32).
Die *Flüssigkeitsabgabe* ist bedingt durch Verdunstung über Lunge und Haut = Perspiration insensibilis. *Bei Beatmung oder ausreichender Anfeuchtung der Atemluft, ist dieser Wert zu vernachlässigen.*

Tabelle 31. Wasserbedarf des erwachsenen Patienten

Wasserbedarf/24 Std. ~ 35 ml/kg/KG
Erwachsene 75 kg ~ 2500 ml
(Kinder siehe Abb. 53)

Tabelle 32. Richtwerte zur Gewichtsbestimmung auf Grund der Körpergröße

Größe in cm minus 100 minus 10%
~ Gewicht in kg

Perspiration insensibilis (ml) = 10 ml/kg/KG/24 Std. Pro 0,1 Grad *Temperaturerhöhung* über 38° C muß eine Menge von 0,5 ml/kg/KG in 24 Stunden hinzugerechnet werden.

Verluste können ferner über die Magensonde und den Darm auftreten. Bei ausgeprägter Magen-Darm Atonie kann diese Menge durchaus 1000–1500 ml/Tag ausmachen.

Auf der positiven Seite steht das *endogene Wasser* des Stoffwechsels mit etwa 300 ml/Tag.

Rechnerisch wäre demnach bei Normothermie eine tägliche Flüssigkeitsmenge von etwa 500 ml über den täglichen Flüssigkeitsbedarf zu Grunde zu legen (Tabelle 33).

Wegen des *drohenden Hirnödems* hat für hirnverletzte Patienten schon eine *leichte Überwässerung ungünstigere Folgen* als eine ausgeglichene oder leicht negative Flüssigkeitsbilanz (Tabelle 34). Es sollte deswegen unter Beachtung des klinischen Befundes (Hautturgor, Feuchtigkeit der Zunge, periphere Ödeme) so therapiert werden, daß *zunächst nur der tägliche Flüssigkeitsbedarf voll ersetzt wird.* Die perspiratio insensibilis bleibt unberücksichtigt. Liegt die Urinausscheidung unter der Einfuhr, wird durch Gabe von Saludiuretika (Lasix) die Bilanz ausgeglichen bzw. leicht negativ gestaltet.

Tabelle 33. Korrekturwerte zur Flüssigkeitsbilanz

● *Wasserverluste:*
Temperatur über 38° C, nicht ausreichende Atembefeuchtung
Perspiratio insensibilis: ● 10 ml/kg/KG/24 Std. ~ 800 ml
Hyperthermie pro 0,1 C: ● 0,5 ml/kg/KG/24 Std. ~ 350 ml
Magen Darm Sekret: nach Messung

● *Gewinn:*
Endogene Produktion ~ 300 ml/24 Std.

Tabelle 34. Infusionsbilanz bei hirnverletzten Patienten. Die Bilanz sollte bei ausreichender Flüssigkeitszufuhr, wegen der Gefahr der Hirnschwellung, negativ gehalten werden. Perspiratio insensibilis sowie endogene Produktion werden nicht berücksichtigt

---

Bilanz: (Normothermie < 38° C, Atemluft ausreichend angefeuchtet)
Einfuhr ~ 5% < Ausfuhr

Überschießende Urinausscheidung in Verbindung mit nachlassender Konzentration (heller Urin) legt nach Schädel-Hirntrauma immer den Verdacht auf einen beginnenden *Diabetes insipidus* nahe. Diese Zustände müssen durch frühzeitige Gabe von Adiuretinderivaten (Minirin) abgefangen werden. *Der Flüssigkeitsausgleich hat dann, wie schon angeführt, vorsichtig über mehrere Tage zu erfolgen, um den Patienten nicht akut zu überwässern.* Zuschläge bei Hyperthermie erfolgen erst bei längerer Erhöhung über 38,5°C. *Magen-Darm Sekrete* unter 500 ml bei Erwachsenen werden zu ⅓, bei Kindern zur Hälfte, über 500 ml bei Erwachsenen halb, bei Kindern voll substituiert.

Bei Säuglingen unter einem Jahr muß die Bilanzierung sehr genau erfolgen. Hier entspricht ein Wasserverlust von 10% des Körpergewichtes schon einer schweren Exsiccose.

Kontrolle des Venendruckes und regelmäßige Gewichtsbestimmungen des Patienten erleichtern die Überwachung der Flüssigkeitsbilanz.

III. Elektrolythaushalt

Der *Erhaltungsbedarf* für Elektrolyte ist bei Natrium mit 1,5–2,5 und Kalium 1–2 mVal/kg/KG pro Tag zu veranschlagen. Das bedeutet, daß bei einem Erwachsenen etwa 140 mVal Natrium, 70 mVal Kalium und 140 mVal Chlor pro Tag zugeführt werden müssen (Tabelle 35).

Die *Substitution* erfolgt nach der Formel:

Elektrolytdefizit = Körpergewicht × 0,2
× (Normwert minus Istwert).

Tabelle 35. Bedarfswerte der wichtigsten Elektrolyte

Natrium	1,5–2,5 mVal/kg/24 Std.	~ 140 mVal
Kalium	1–2 mVal/kg/KG/24 Std.	~ 70 mVal
Chlor	1,5–2,5 mVal/kg/24 Std.	~ 140 mVal

Tabelle 36. Umrechnungskoeffizienten von mVal/l in mg/100 ml

	Gegeben: mg/100 ml gesucht: mVal/l Multiplikation mit	Gegeben: mVal/l gesucht: mg/100 ml Multiplikation mit
Natrium	0,435	2,299
Kalium	0,256	3,910
Calcium	0,499	2,004
Magnesium	0,823	1,215
Chlorid	0,282	3,545
Phosphat	0,316	3,166

Am zweckmäßigsten werden molare Elektrolyt Konzentrate benutzt, wobei 1 ml gleich 1 mVal des zu ersetzenden Elektrolytes
entspricht (Tabelle 36).
Die gezielte Elektrolytsubstitution ist besonders wichtig, wenn keine
äquilibrierten Lösungen benutzt werden, die schon den Tagesbedarf
an Elektrolyten enthalten (z. B. 20% Glucose). Hier sollte *routine-
mäßig 20 mVal Kalium und 40 mVal NaCl in 500 ml Flüssigkeit
zugesetzt werden.*

IV. Ernährung

1. Kalorien- und Aminosäurenbedarf

Die akute und subakute posttraumatische Phase ist gekennzeichnet
durch eine ausgeprägte *katabole Stoffwechsellage.* Durch zentrale
Regulationsstörungen kann der Energiebedarf von 1800 Kcal. auf
3000–5000 Kcal./Tag ansteigen. Die gleichzeitig zunehmende Ab-
baurate des Körpereiweißes führt zu negativen Stickstoffbilanzen,
die bis zu 30 g/Tag ausmachen können (Abb. 49).
Das Nervensystem ist in seinem Energiebedarf weitgehend von Glucose abhängig. Bei mangelnder Zufuhr wird diese überwiegend im
Rahmen der Gluconeogenese durch den Abbau von Aminosäuren
gebildet.
Der *Bestand an freien Aminosäuren* ist jedoch außerordentlich ge-

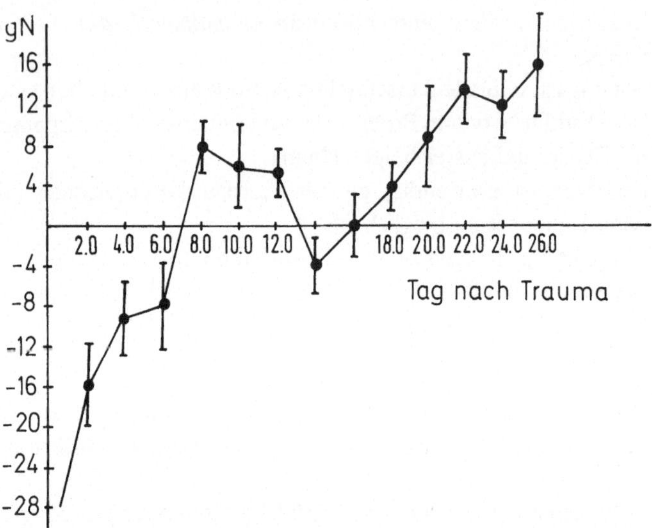

Abb. 49. Stickstoffverluste bei 6 Patienten mit schwerem gedeckten Schädel-Hirntrauma

ring. Er beträgt beim Erwachsenen etwa 60–70 g. Die weitere Bereitstellung von Aminosäuren kann nur durch den Abbau körpereigener Proteine erfolgen. Hierdurch wird das bestehende Proteindefizit weiter vergrößert.

Dieser Vorgang läßt sich nur durch eine frühzeitige und ausgewogene Zufuhr von Aminosäuren und Energieträgern unterbrechen.

Bedingt durch die initial bestehende Magen-Darm Atonie muß diese Therapie rein parenteral beginnen.
So früh wie möglich kommt die enterale Zufuhr über die Magensonde ergänzend hinzu.
Zur Deckung der Stickstoffverluste sind Vollblut- bzw. Serumkonserven nicht geeignet. Wie schon erwähnt, müssen Plasmaproteine zunächst zu Aminosäuren abgebaut werden, um für den Stoffwechsel nutzbar zu sein. Bei einer Halbwertzeit von 21–28 Tagen steht der Stickstoff aus den Plasmaproteinen nicht akut zur Verfügung.

Deswegen werden heute Lösungen *kristalliner L-Aminosäuren bevorzugt.*

Wichtig ist, daß alle 8 essentiellen Aminosäuren enthalten sind. Ferner Histidin, Arginin, Prolin, Alamin Glutaminsäure, Asparaginsäure, Glycin und ausreichend Kalium.

Letzteres ist notwendig, da der Aufbau körpereigener Proteine ohne Kalium nicht möglich ist.

Wie Untersuchungen zeigten, beträgt die Utilisationsrate dieser Lösungen bis zu 90%.

Als Richtwert ist die Zufuhr von 1 g Aminosäure pro kg/KG/24 Std. anzusehen, wobei 25 g Aminosäure etwa 4 g Stickstoff entspricht.

Die Einlaufgeschwindigkeit darf 10 g Aminosäure/Std., entsprechend 1,5 g Stickstoff nicht übersteigen. Andernfalls nimmt der Aminosäurespiegel im Serum stark zu. Das heißt, daß von der 10% Lösung (z. B. Aminofusin forte) maximal 100 ml/Std., von der 5% Lösung (Aminofusin 600) maximal 200 ml/Std. infundiert werden dürfen (Tabelle 37).

Um eine Proteinsynthese zu ermöglichen, müssen ferner ausreichend Kalorien bereitgestellt werden. Zur optimalen Nutzung werden *pro 1 g Aminosäure 30 Kcal.* an Energie benötigt.

2. Energieträger

Die früher geübte Zufuhr von Fettemulsionen hat sich nicht bewährt. Bei zahlreichen Untersuchungen war es nicht möglich, hiermit ausgeglichene Energiebilanzen zu erzielen. Deswegen erfolgt die Kaloriensubstitution in der Regel durch Kohlehydrate.

Die meisten Autoren geben heute Gemischen von Fructose, Glucose, Xylit den Vorzug (Sterofundin Cal).

Einige Ergebnisse sprechen jedoch dafür, daß auch hochprozentige Glucose als alleiniger Energieträger ausreicht. Glucose findet in den Nervenzellen die günstigste Verwertung, wenn Altinsulin zugesetzt

Tabelle 37. Hinweise zur Infusion von Aminosäurelösungen

Aminosäure:	1g pro kg/KG/24 Std.
	pro 1g ~ 30 Kcal zusätzlich
Infusion:	max. 10g Aminosäure/Std.
	$\left[\begin{array}{l}\text{Aminofusin 10\% max. 100 ml} \\ \text{Aminofusin 5\% max. 200 ml}\end{array}\right\} \text{Std.}\right]$
Umrechnung:	25g Aminosäure ~ 4g Stickstoff

wird. Die Dosierung ist ca. *24 E Altinsulin in 500 ml der 20% Glucoselösung.*

Limitiert wird diese Ernährungsform durch die maximal zulässige Flüssigkeitsmenge und die Höhe der Substratkonzentration.

Optimale Verwertungsraten wurden beobachtet, wenn sowohl die Dosierung des Gemisches als auch Glucose allein 0,5 g/kg/KG/Std. = 12 g/kg/KG/24 Std. nicht überschritt. Das entspricht einer Energiezufuhr von ca. 48 Kcal/kg/KG/24 Std. Bei einer Gesamtflüssigkeitsmenge von maximal 35 kg/KG/Tag gehen 10 ml/kg/KG/Tag schon für die Zufuhr der 10% Aminosäurelösungen ab. Da die Substratkonzentration aus osmotischen Gründen 20% nicht übersteigen sollte, bleiben für die weitere Energiezufuhr 25 ml/kg/KG/Tag der 20% Glucose- bzw. Gemischlösung übrig. *Das entspricht bei einem Erwachsenen (75 kg) etwa 1800 ml Flüssigkeit mit 360 g Kohlehydraten.* Unter Berücksichtigung von je 50 g Xylit und Sorbit der Aminosäurelösung stehen 460 g Kohlehydrate zur Verfügung, *die maximal 1800 Kcal/24 Std. liefern können (Tabelle 38).*

Hiermit läßt sich die akute posttraumatische Phase ohne negative Auswirkungen auf den Patienten überbrücken (Tabelle 39).

Tabelle 38. Kalorienzufuhr bei rein parenteraler Ernährung in der akuten posttraumatischen Phase

Infusionsplan 1.–3. Tag ~ 75/kg/KG			
Aminosäure	10% ~	700 ml	400 Kcal.
Glucose	20% ~	1800 ml	1440 Kcal.
Total:		2500 ml	1880 Kcal.
zusätzlich Antacida			

Tabelle 39. Infusionsschema bei rein parenteraler Ernährung

Erwachsene ~ 75 kg	• 8°° Uhr	500 Aminofusin 10%	•	500 Glucose 20% + 24 E Alt Insulin + 20 K-Lactat + 40 Na-Chlorid + 1 Amp BVK + 1 Amp Cebion
	• 16°° Uhr		•	500 Sterofundin Cal + 20 K-Lactat + 40 NaCl
	• 20°° Uhr	500 Aminofusin 10%		
	• 24°° Uhr		•	500 Glucose 20% + 24 E Alt Insulin +20 KCl + 1 Amp Inzolen
	• 8°° Uhr			
Total:	600 Kcal. 35 mVal Na 30 mVal K	+ + +	1200 Kcal. 80 mVal Na 40 mVal K	= 1800 Kcal. = 115 mVal Na = 70 mVal K

*Ein Ausgleich des Energiedefizits ist jedoch bei limitierter Flüssig-
keitsmenge nur durch frühzeitige zusätzliche Sondenernährung möglich.* Wir benutzen eine selbst hergestellte Nahrung unserer Diätkü-
che, die in 1500 ml etwa 2800–3000 Kcal enthält.
Es sind heute schon verschiedene Fertigpräparate im Handel, die
ebenfalls eine günstige Zusammensetzung aufweisen sowie die notwendigen Vitamine und Spurenelemente enthalten.

3. Ernährungsform

Während der frühen posttraumatischen Phase mit ausgeprägten Magen-Darm Atonien werden zunächst nur *Antacida* (Maaloxan) per
Sonde verabreicht. Die Patienten erhalten etwa *1 ml/kg/KG* stündlich. Anschließend bleibt die Sonde für 15–20 Minuten abgeklemmt, um danach das Sekret abfließen zu lassen.
Sobald die Sekretproduktion nachläßt und Darmgeräusche auskul-
tierbar sind, werden zunächst portionsweise *kleine Mengen Sonden-*

nahrung gegeben (ca. 6 × 1 ml/kg/KG), anschließend wird die Sonde mit Tee (25–50 ml) durchspült. Unter Berücksichtigung des klinischen Bildes (Peristaltik, Abdomen) wird diese Menge auf 8 × 2 ml/kg/KG + 50 ml Tee gesteigert.

Schrittweise wird die parenterale Flüssigkeitszufuhr auf etwa 15 ml/kg/KG/24 Std. verringert (Tabelle 40).

Bei *Unverträglichkeitszeichen* (Durchfall, Erbrechen) muß die parenterale Zufuhr reduziert werden.

Allerdings ist zu sagen, daß seit dem Einsatz industriell vorgefertigter und gebrauchsfähig verpackter Sondennahrung (z. B. Braun, Fresenius) sowie dem Gebrauch von Dosierungspumpen die Frequenz der Unverträglichkeiten signifikant zurückgegangen ist.

Kommt es trotzdem zu Erbrechen oder Durchfällen, hat sich die Gabe von Humana Heilnahrung (gebrauchsfertig in 500 ml Packungen) sehr bewährt.

Tabelle 40. Mit Aufbau der enteralen Sondenernährung wird die parenterale Flüssigkeitszufuhr schrittweise verringert

Sondennahrung:	Parenterale Flüssigkeit:
6 × 75 ml	2500 ml
6 × 150 ml	1500 ml

Nach schwerem Schädel-Hirntrauma sollte die kombinierte parenterale-enterale Ernährung das Mittel der Wahl sein. Neben der ausreichenden Kalorienzufuhr bei limitierter Flüssigkeitsmenge ist nur auf diesem Wege eine Vermeidung von Stressulcera möglich. Betont sei nochmals, daß die Zufuhr von Antacida und Cimetidin (Tagamet) direkt nach der Verlegung zur Intensivstation beginnen muß und die enterale Ernährung zum frühestmöglichen Zeitpunkt einzusetzen hat.

Im eigenen Material liegt bei dem beschriebenen Vorgehen, trotz Einsatz extrem hoher Steroiddosen, der Prozentsatz von Magen-Darm Blutungen unter 1%.

J. Infektionen

Bewußtlose Patienten sind bei längerer Liegezeit durch bakterielle Infekte extrem gefährdet. Prädilektionsstellen sind die *Atem-* sowie die *ableitenden Harnwege*. Ursächlich kommt die *Minderung der körpereigenen Resistenz* als Folge der katabolen Stoffwechsellage und der *Wegfall* der als Filter dienenden Luft- und Harnwege nach Einlage von Tubus bzw. Blasenkatheter in Betracht.
Entzündungen im Bereich der Liquorräume gehören hingegen zu den Seltenheiten. Ausnahmen sind Patienten mit offenen Hirnverletzungen oder Liquorfisteln nach Basisfrakturen, weil hier eine direkte Kommunikation zwischen Außenwelt und ZNS gegeben ist.

I. Infektionsprophylaxe

Somit nimmt die *Infektionsprophylaxe* im Rahmen der Intensivpflege bewußtloser Patienten einen breiten Raum ein. Allerdings muß einschränkend gesagt werden, daß in vielen Fällen nicht alle theoretisch denkbaren Möglichkeiten auch in der Praxis durchgeführt werden können. Gerade bei der Infektionsprophylaxe wird man einen Kompromiß zwischen den tatsächlichen Erfordernissen und den personellen sowie räumlichen Gegebenheiten eingehen müssen.

Voraussetzung bei allen Maßnahmen ist, daß die Sicherheit des Patienten nicht gefährdet wird. So wird es für den bewußtlosen Patienten nachteiliger sein, ihn zur Infektionsprophylaxe zu isolieren, als im offenen bzw. halboffenen Überwachungssystem bei dauernder Kontrolle ein gewisses Risiko der Kontamination einzugehen.

Einige grundsätzliche Regeln sind jedoch unbedingt zu beachten: *Die Hauptinfektionsquelle auf Intensivstationen sind in der Regel die Patienten selbst.* Deswegen müssen Kreuzinfektionen vermieden werden.

Hieraus ergibt sich die Forderung nach der ausschließlichen Verwendung von *sterilen Einwegartikeln.* Diese dürfen auch nur bei einem Patienten und nur einmalig benutzt werden. Hierzu gehören: Handschuhe, Absaugkatheter, Kanülen, Spritzen, Blasenkatheter, Stöpsel für Magensonde und Katheter und Urinbeutel.

Vor jeder Hantierung am Patienten müssen die Hände mit desinfizierender Lösung (Sterilium) gewaschen werden. Bei größeren pflegerischen Arbeiten (z. B. Betten) sollte ein *Kittelwechsel* stattfinden.

Wie Untersuchungen gezeigt haben, stellt das schwächste Glied in der Infektionskette der Respirator einschließlich des Schlauchsystems dar.

Die *Desinfektionsmöglichkeiten* variieren zwar bei den einzelnen Modellen. Täglich müssen jedoch die Schlauchsysteme einschließlich der Befeuchtungsflüssigkeit gegen sterile Einheiten ausgetauscht werden. Wöchentlich einmal sollte der Respirator dekontaminiert werden. Das gleiche gilt für Befeuchtungssysteme. Beim Sterilisieren der Beatmungsschläuche sind *Schraubverbindungen zu lösen,* um eine lückenlose Desinfektion zu gewährleisten.

In verschiedenen Kliniken hat sich der Einbau von *Bakterienfiltern* an Respiratoren bewährt. Diese sollten geschaltet werden:

① zwischen Luftanschluß und Respirator

② zwischen Respirator und Schlauchsystem auf der exspiratorischen und inspiratorischen Seite.

Einen wichtigen Punkt nimmt die *Raumdesinfizierung* ein. Mindestens zweimal täglich muß der Boden mit desinfizierender Lösung gewischt werden. Eine Gesamtdesinfektion einmal wöchentlich wäre erstrebenswert. Allerdings hängt dies von den räumlichen Ausweichmöglichkeiten ab.

Hierbei sollten Überwachungsgeräte und sonstige Einrichtungen möglichst mit sterilisiert werden (vorherige Rücksprache beim Hersteller ist erforderlich).

Zweimal wöchentlich müssen unter *sterilen Bedingungen bei allen Patienten Abstriche aus tiefer gelegenen Anteilen der Trachea oder des Tubus sowie Katheterurin* zur bakteriologischen Testung abgenommen werden (Tabelle 41).

Tabelle 41. Die wichtigsten Maßnahmen der Infektionsprophylaxe

- Sterile Einwegartikel
- Handdesinfektion
- täglicher Wechsel von Schlauchsystem des Respirators und Befeuchtungsflüssigkeit
- Bakterienfilter am Respirator
- wöchentlicher Tausch des Respirators
- 2 × täglich Bodensäuberung mit desinfizierender Lösung

II. Antibiotikaeinsatz

Der routinemäßige Antibiotikaeinsatz bei bewußtlosen Patienten wird immer wieder diskutiert. Von den meisten Untersuchern wird die prophylaktische Antibiotikagabe ohne direkten Erregernachweis abgelehnt.

Es haben sich jedoch einige *Indikationsgebiete* ergeben, bei denen die *frühzeitige antibakterielle Behandlung* notwendig ist (Tabelle 42).

Tabelle 42. Indikation zur primären antibiotischen Behandlung

- Offene Schädel-Hirnverletzungen
- Schädelbasisfrakturen mit Austritt von Blut oder Liquor aus Nase, Mund und Ohren
- nachgewiesene Aspiration
- Patienten im stark reduzierten AZ
- Lungenkomplikation: Kontusion, Hämato- Pneumothorax

Hierzu zählen alle Verletzungen mit Eröffnung der Liquorräume wegen der Gefahr der anschließenden Meningitis bzw. Encephalitis. Zum anderen sollten nach Lungenkomplikationen, wie Kontusion, Aspiration oder Hämatothorax ebenfalls primär Antibiotika gegeben werden.

Wegen des breiten Erregerspektrums und der zunehmenden Resistenz, sind ausschließlich Breitbandantibiotika in ausreichend hoher Dosierung einzusetzen.

Bevorzugt werden heute β-Lactamase-stabile Präparate (Cefamondol, Cefuroxim und Mefoxitin). Bei vitaler Indikation (Meningitis, schwere Pneumonie, offene Schädel-Hirnverletzung) ist die Kombination mit Aminoglykosiden (Gentamycin, Amikacin) vorzuziehen. Die weitere antibiotische Behandlung richtet sich dann nach dem klinischen Bild sowie den Befunden der bakteriologischen Testung. *In der Akutphase werden bactericiden Präparaten der Vorzug vor bakteriostatischen gegeben.* Später sind die Sulfonamid-Kombinationspräparate das Mittel der Wahl (Eusaprim-Baktrim). Als Applikationsweg kommt bei bewußtlosen Patienten *ausschließlich die intravenöse Form* in Betracht. Bei längerer Bewußtloßigkeit sollte in 14tägigen Abständen zusätzlich Gamma-Globulin intravenös verabreicht werden.

Tabelle 43. Indikation und Kontraindikation von Cephalotin und Gentamycin (n. KNOTHE)

Cephalotin	Gentamycin bzw. Amikacin
Indikation: • Infektionen, die durch Klebsiellen verursacht werden • bei schweren Infektionen, z. B. Pneumonien und Sepsis, ohne Erregernachweis, insbesondere solche, die im Krankenhaus entstanden sind • Bakterizide Therapie bei Patienten mit Penicillinallergie	*Indikation:* • Schwere oder lebensbedrohliche Infektionen, die durch empfindliche Erreger verursacht werden, z. B. Sepsis, Pneumonie • schwere oder lebensbedrohliche Infektionen ohne Erregernachweis in Kombination mit anderen Antibiotika (Carbenicillin oder Cephalosporine). • Mittel der Wahl, bevorzugt Amikacin (Biklin) bei schweren Infektionen, verursacht durch Pseudomonas aeruginosa, evtl. in Kombination mit Carbenicillin oder Ticarcillin • bei allen Infektionen, die durch multiresistente, aber Gentamycin-, Tobramycin- und Amikacin-empfindliche Erreger hervorgerufen werden, z. B. E. coli, Klebsiellen, Enterobacter, Proteusspecies, insbesondere bei Harnwegsinfektionen

K. Versorgung multitraumatisierter Patienten

I. Prioritäten

Die Zunahme schwerer Verkehrsunfälle hat zu einem rapiden Anstieg von Patienten mit Mehrfachverletzungen geführt. Hierbei stellt die Kombination von Schädel-Hirntrauma mit Verletzungen innerhalb der großen Körperhöhlen sowie der Extremitäten besondere therapeutische Probleme (Abb. 50).

Es müssen zwei Gruppen von Kombinationsverletzungen unterschieden werden. Schädel-Hirntrauma in Verbindung mit:
① lebensbedrohlichen,
② nicht lebensbedrohlichen, jedoch operativ zu versorgenden Begleitverletzungen.

Zur *ersten Gruppe* zählen im wesentlichen Verletzungen der großen Körperhöhle, der Gefäße und der Atmungsorgane. Hierbei ist in der Regel die Notwendigkeit zur operativen Intervention eindeutig zu stellen.

Grundsätzlich muß jedoch vor Narkoseeinleitung die cerebrale Situation durch Erhebung des neurologischen Status sowie eventuell weiterführender neuroradiologischer Maßnahmen geklärt sein.

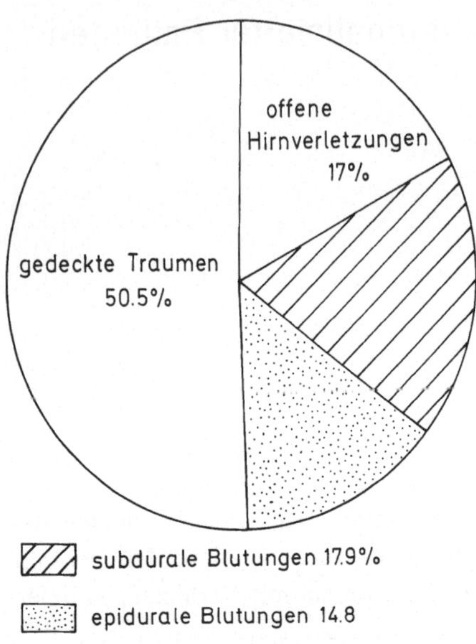

Abb. 50. Aufschlüsselung der Verletzungsgrade bei 363 Patienten mit schwerem Schädel-Hirntrauma.
Es überwiegen gedeckte Traumen ohne intrakranielle Raumforderung. Jeder 5. Patient wies eine Mehrfachverletzung auf. Der Anteil von 32% intrakranieller Raumforderungen unterstreicht noch einmal die Wichtigkeit der frühzeitigen neuroradiologischen Abklärung [Eigene Untersuchungen]

Bei nachgewiesenen *intrakraniellen Raumforderungen* ist wegen der Gefahr der irreversiblen Hirnstammkompression *zuerst der zentrale Eingriff* vorzunehmen.
Nach *fronto-basalen* oder anderen *offenen Hirnverletzungen* wird abhängig vom lokalen Befund die *lebensbedrohliche Begleitverletzung primär versorgt werden können.*
Im Einzelfall sollte geprüft werden, ob bei Kombination einer intrakraniellen Raumforderung und einer vital gefährdenden Begleitverletzung ein *gleichzeitig zweiseitiges Vorgehen* notwendig ist.
In der zweiten Gruppe (Patienten mit nicht lebensbedrohlichen Begleitverletzungen) wird die Operationsindikation vom Zustand des Patienten abhängig gemacht.

126

Ohne Zweifel bietet die frühzeitige operative Versorgung peripherer Verletzungen (Extremitäten, Sehnen, Nerven) eine Reihe von Vorteile. Neben einem besseren funktionellen Ergebnis ist auch die Intensivpflege und die spätere Rehabilitation wesentlich erleichtert.

Allerdings darf nicht übersehen werden, daß jeder *operative Eingriff*, selbst unter günstigen Bedingungen, *eine zusätzliche Belastung für den Patienten bedeutet.*

Einmal ist unter Operationsbedingungen die Überwachung der Bewußtseinslage, der Pupillenreaktion und die Durchführung einer optimalen Beatmung nicht in gleicher Form wie auf der Intensivstation möglich. Zum anderen führen operativ bedingte Blutverluste zu Störungen der Bluthomöostase, der Gerinnung, des Säure-Basen Haushaltes, der Blutgase und der körpereigenen Enzyme. Hierdurch wird die Hirnschwellung mit unkontrollierbaren Anstiegen des intrakraniellen Druckes gefördert.

Vegetative Entgleisungen bei primärer Hirnstammkontusion können unter Operationsbedingungen keinesfalls so frühzeitig erkannt und therapiert werden wie auf der Intensivstation.

Grundsätzlich muß jedoch vor Narkoseeinleitung die cerebrale Situation durch Erhebung des neurologischen Status sowie eventuell weiterführender neuroradiologischer Maßnahmen geklärt sein.

Dieser Notwendigkeit muß auch die *Diagnostik* entsprechen. Um Zeit zu gewinnnen, *sollten zunächst nur diagnostische Maßnahmen vorgenommen werden, die notwendig sind, um lebensbedrohliche Verletzungen zu erkennen und zu therapieren.*

Röntgenuntersuchungen der Extremitäten sowie Anlage von Streckverbänden, Gipsen o.ä. können bei diesen Patienten auch nach Verlegung auf die Intensivstation sowie Anschluß an den Respirator und die Überwachungsgeräte veranlaßt werden.

Keinesfalls sollten *rein pflegerische Gründe* Indikation zu operativen Eingriffen bei schwer Schädel-Hirnverletzten Patienten sein.

Es ist in jedem Fall zu bedenken, daß *nach primärer Hirnstammver-*

letzung auch nur kurzfristige Blutdruckabfälle, Unterschreiten der O_2 Bedarfswerte, Entgleisen des Säure-Basen Haushaltes und unkontrollierte Anstiege des intrakraniellen Druckes über die kritische Grenze ausreichen, *um einen zunächst nur funktionellen zentralen Ausfall irreversibel zu machen.*

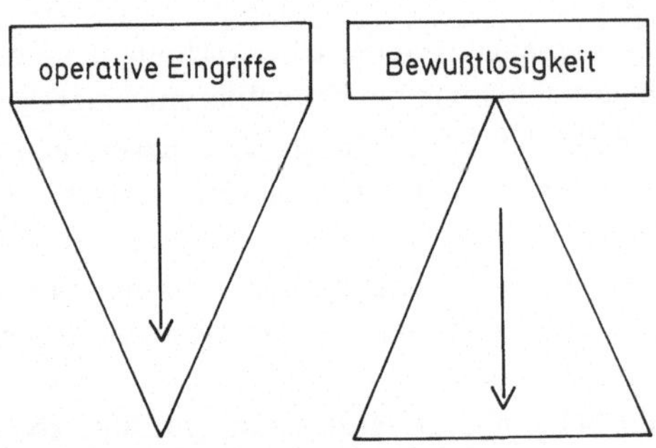

Abb. 51

II. Narkoseverfahren

Wie verschiedene Untersuchungen gezeigt haben, führt während der Narkoseeinleitung *Ketanest zur deutlichen Steigerung, Propandid und Barbiturate zu einer Senkung des intrakraniellen Druckes.*
Starke Druckanstiege waren bei der *Intubation* selbst zu beobachten, vor allem, wenn diese erschwert war und deswegen verzögert ausgeführt wurde.
Gründe sind: Abfall des arteriellen O_2, cerebral venöser Rückstau und Anstieg des arteriellen Blutdruckes. Nach nicht optimaler Narkoseeinleitung und erschwerter Intubation lag der intrakranielle Druck in zahlreichen Fällen weit im pathologischen Bereich und

128

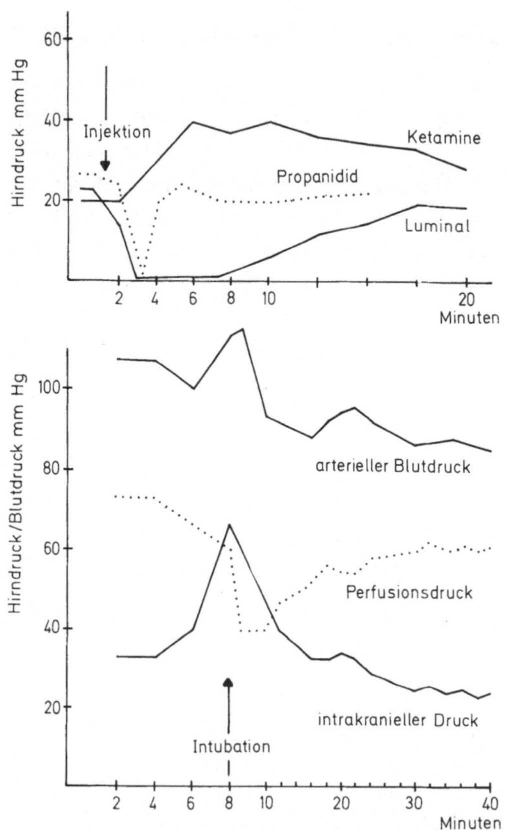

Abb. 52. *Obere Hälfte:* Einfluß verschiedener Narkotika auf den intrakraniellen Druck. Ketamine bewirken eine deutliche Steigerung, Propandid und Luminal einen Abfall des Hirndruckes.
Untere Hälfte: Erschwerte Intubation führt zur Steigerung des intrakraniellen Druckes mit Verringerung des cerebralen Perfusionsdruckes und Abfall der Hirndurchblutung

normalisierte sich erst nach kontrollierter Beatmung mit Hyperventilation.

Im weiteren Narkoseverlauf zeigten sich zwischen Halothan oder Neurolept Anästhesie in Bezug auf den Hirndruck und die Hirndurchblutung keine eindeutigen Unterschiede.

Somit ergibt sich *folgende Forderung für die Narkoseeinleitung:*

Möglichst schonende und schnelle Intubation, Einleitung mit
Propandid oder Barbituraten, Hyperventilation und ausreichende Narkosetiefen. Während des weiteren Verlaufes, kontinuierliche Überwachung von Blutdruck und Temperatur. Nach Schädel-Hirntrauma sollte Ketanest auch als Kurznarkotikum nicht
zur Anwendung kommen (Abb. 52).

L. Besonderheiten bei Kindern

Entgegen den allgemein vertretenen Meinungen sind die Überlebenschancen nach kindlichen Hirnverletzungen *nicht wesentlich günstiger als bei Erwachsenen*. Von verschiedenen Autoren werden Letalitätsquoten zwischen 40–45% angegeben.

Zwar ist die Erholungstendenz des kindlichen Gehirns günstiger anzusetzen als im späteren Lebensalter. Der kindliche Organismus kann jedoch die *Folgen vegetativer Entgleisungen* normalerweise *nur begrenzt kompensieren.*

I. Physiologische Daten

Grundlage einer gezielten Therapie ist deshalb die Kenntnis der bei Kindern *unterschiedlichen physiologischen Werte.*

Ein wichtiges Merkmal ist die *relativ große Körperoberfläche* bei geringem Gewicht mit entsprechend verringerten Reserven an Flüssigkeit, Elektrolyten und Kalorienträgern.

Bei Kleinkindern ist die zur Verfügung stehende *Atemfläche* um $^2/_3$ kleiner. Eine Kompensation erfolgt durch Erhöhung der Atemfrequenz. Das *Blutvolumen* macht bei Kindern etwa 10% des Körpergewichtes gegenüber 7% bei Erwachsenen aus, während das Verhältnis *intra/extrazellulärer Flüssigkeit 1:3* (Erwachsene 1:9) beträgt.

Der *Flüssigkeits- und Kalorienbedarf* nimmt bei jüngeren Kindern zu. So braucht ein einjähriges Kind 120 ml/kg/KG in 24 Stunden an Flüssigkeitszufuhr mit etwa 90 Kcal/kg/KG. (Erwachsene 35

ml/kg/KG/24 Std. – 35 Kcal) Einzelheiten sind in Abb. 53 wieder-
gegeben.

Bei der Infusionstherapie muß aus Gründen der Homöostase auf
eine adäquate Zufuhr isotonischer NaCl Lösung geachtet werden.
Säuglinge sollten ¹⁄₆, Kleinkinder ¹⁄₄ und größere Kinder ¹⁄₃ der Infusionsmenge als 0,9 NaCl Lösung infundiert bekommen.

Unterschiede finden sich ebenfalls bei *Blutdruck* und *Pulsfrequenz*.
Bei kleinen Kindern kann die Blutdruckmessung oft sehr erschwert
sein, wobei zur korrekten Bestimmung auf die passende Größe der

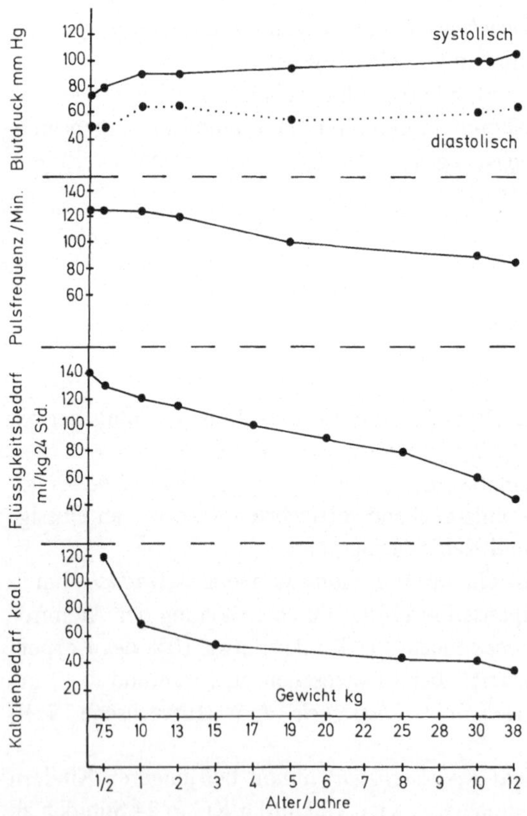

Abb. 53. Zusammenstellung wichtiger physiologischer Daten im Kindesalter

Blutdruckmanschette geachtet werden muß. Diese sollte bei Säuglingen 2,5 cm, bis zum ersten Lebensjahr 5 cm und darüber 9 cm breit sein.

II. Überwachung und medikamentöse Therapie

Bedingt durch die geringen Reserven müssen bei Kindern zentral bedingte *vegetative Entgleisungen* wie: Diabetes insipidus, Hypo- bzw. Hyperthermie, Änderung der Herzfrequenz und Stoffwechselstörungen *schon im Ansatz erkannt und therapiert werden.*

> *Bei einem dreijährigen Kind (KG ~ 14 kg)* bedeutet eine negative Infusionsbilanz von 10% des Körpergewichtes schon eine schwerste Exsiccose, während Erwachsene entsprechende Entgleisungen noch tolerieren. Auf der anderen Seite kann eine positive Bilanz von 200–300 ml schon eine massive Überwässerung darstellen.

Wegen der relativ *großen Körperoberfläche* ist die Neigung zu *Hypothermien* ausgeprägter als bei Erwachsenen. Dies ist vor allem während länger dauernder Eingriffe zu beachten. Temperaturanstiege hingegen erfolgen oft sehr schnell und können anfallsauslösend wirken. Eine frühzeitige Therapie ist deshalb notwendig (Kap. M.). Zur *Einhaltung* genauer Mengen und optimaler Blutspiegel sollten bei Kindern Medikamente, Infusionslösungen und Nahrung *exakt nach den angegebenen Tabellen dosiert werden* (Abb. 53 u. Tabelle 44). Die Verwendung von Perfusor bzw. Infusomaten erleichtert die Medikation.
Zur Prophylaxe akuter Herzinsuffizienz bei zentral ausgelösten Tachykardien werden in unserer Klinik Kinder *ausnahmslos digitalisiert.*

Tabelle 44. Dosierung der wichtigsten Medikamente im Kindesalter
(n. von HARNACK, Pädiatrische Dosierungstabellen)

Medikament:	Alter in Jahren					
	$^1/_4$	$^1/_2$	1	3	$7^1/_2$	12
	durchschnittliches Körpergewicht kg					
	5,5	7,5	10	14	24	38
Allional Supp.	$^1/_4$	$^1/_4$	$^1/_2$	$^1/_2$	1	1
Atropin (mg) s.c.	0,12	0,15	0,3	0,35	0,35	0,45
Chloralhydrat Supp.	1	1	1–2	1–2	2	2
Truxaletten Saft (ml) p.o.	5	6	7	10	15	20
Valium (mg) i.v. i.m.	0,5–2	0,5–2	0,5–2	2–5	2–5	10
Digimerck (mg) i.v.*	0,21	0,26	0,32	0,43	0,65	0,86
tägliche Erhaltungsdosis	0,021	0,026	0,032	0,043	0,065	0,086
Lanicor (mg)i.v.	0,29	0,34	0,43	0,57	0,86	1,15
Erhaltung	0,06	0,07	0,087	0,116	0,178	0,23
Eupaco Supp.	$^1/_2$	$^1/_2$	$^1/_2$	1	1	1
Lasix (ml)i.v.	0,3	0,4	0,5	0,7	1	1,3
Novalgin (ml)i.v.	0,2	0,3	0,4	1	1	2
Bactrim/Eusaprim i.v.	2×1 ml	2×1 ml	2×2 ml	2×3 ml	2×4 ml	2×5 ml
Gentamicin i.v.	Täglich 4–5 mg/kg KG, aufgeteilt in 2–3 Einzeldosen.					
Cephalotin i.v.	4–6 mal täglich 100 mg/kg/KG					

Mengenangaben als Einzeldosis
* initiale Sättigungsdosis, zu verteilen auf 2–3 Tage.
Generell ist jedoch anzumerken, daß die Dosierung auch bei Kindern *individuell* zu erfolgen hat.

III. Ernährung

Der Übergang zur enteralen Ernährung bereitet vor allem im jüngeren Lebensalter häufig *erhebliche Schwierigkeiten*. Die auf Erwachsene abgestimmte Sondennahrung ist oftmals zu fett. Folge sind Diarrhöen, in einigen Fällen auch Atonien des Intestinaltraktes. Deswegen sollten bei Verwendung der *üblichen Sondennahrung* anfangs *nur kleine Portionen* verabreicht werden. Für einen Sechsjäh-

rigen mit ca. 20 kg Körpergewicht beträgt die Initialdosis etwa
6 × 25 ml Sonde + 25 ml Tee, steigernd bis 6 × 70 ml Sonde
+ 25 ml Tee (Tabelle 45).

Kommt es trotzdem zu *Unverträglichkeitserscheinungen*, ist der alternierende oder gänzliche Übergang auf fettreduzierte oder fettfreie Nahrung zu erwägen (Humana). Bei Säuglingen und Kleinkindern ist bei Ernährungsstörungen nach Möglichkeit ein pädiatrischer Kollege hinzuzuziehen.

IV. Hirnschwellung

Im Kindesalter stellt die *Hirnschwellung* nach Schädel-Hirntrauma eine besondere Komplikation dar. Infolge der geringen cerebralen Reserveräume ist der *Beginn und der Verlauf oft wesentlich dramatischer als bei Erwachsenen.*

Man erlebt häufig, daß ein Kind, welches bei der Aufnahme somnolent aber ansprechbar war, einige Stunden später massive Hirndruckkrisen entwickelte.

Deswegen sollte *frühzeitig die intrakranielle Druckmeßsonde implantiert werden.* Voraussetzung ist allerdings auch hier, daß zuvor eine intrakranielle Raumforderung oder lebensbedrohliche Begleitverletzung ausgeschlossen oder versorgt ist (Kap. A. II.). Im eigenen Material hatten 12,5% aller Patienten unter 14 Jahren raumfordernde Blutungen, 16% waren polytraumatisiert.

Wegen der geringen Flüssigkeits- und Elektrolytreserven *verbietet sich gerade bei Kindern eine ungezielte, schematische diuretische Therapie zur Hirnödembehandlung.* Bei den von Beginn und Intensität äußerst wechselvollen Verläufen der Hirnschwellung ist es hierbei unmöglich, einen echten therapeutischen Effekt zu erzielen.

Wenn alle Maßnahmen zur *Hirnödemprophylaxe* durchgeführt worden sind, sollten Diuretika nur noch in genauer Dosierung zur Erzielung einer leicht negativen Infusionsbilanz eingesetzt werden.

Tabelle 45. Beispiele für Infusionspläne in verschiedenen Altersstufen. Perspiratio insensibilis sowie endogene Flüssigkeitsproduktion bleiben unberücksichtigt. Die Ausfuhr sollte in 24 Stunden mindestens 5% über der Einfuhr liegen (Aminosäure = 600 KCal/1000 ml)

Alter:	*Infusionsmenge:*		
4 Jahre	1500 ml		
		250 ml 10% Amino	500 Glucose 20% + 20 KCl + 20 Na-Lactat 250 Glucose 20% + 20 KCl + 20 Na-Lactat 500 Ringer
		Kalorien ~ 750	

Alter:	*Infusionsmenge:*		
6 Jahre	1750 ml		
		500 ml 10% Amino	500 Glucose 20% +20 KCl + 20 Na-Lactat + 24 E Alt Insulin 250 Glucose 20% + 20 Na-Lactat 500 Ringer
		Kalorien ~ 900	

Alter:	*Infusionsmenge:*		
10 Jahre	2000 ml		
		500 ml 10% Amino	2 × 500 Glucose 20% + 24 E Alt Insulin + 20 KCl + 20 Na-Lactat 500 Ringer
		Kalorien ~ 1100	

Alter:	*Infusionsmenge:*		
12 Jahre	2250 ml		
		750 ml 10% Amino	2 × 500 Glucose 20% + 24 E Alt Insulin + 20 KCl + 40 Na-Lactat 500 Ringer
		Kalorien ~ 1250	

Hirnödemtherapie kann bei Kindern ebenso wie bei Erwachsenen nur nach den Werten der *direkten Druckmessung* durchgeführt werden. Hyperosmolare Lösungen dürfen nur nach den Dosierungsrichtlinien eingesetzt werden (0,3–1 g/kg/KG in 15–20 Min.).
Bei Kindern kann z. B. die Zufuhr von 250 ml einer *40% Sorbitlösung = eine Infusionsflasche,* zu Kreislaufversagen mit letalem Ausgang führen.

V. Atmung

Bedingt durch die kleineren anatomischen Verhältnisse ist die *Intubation wesentlich schwieriger* als bei Erwachsenen und sollte nur von wirklich Erfahrenen durchgeführt werden. Der oft sehr enge Tubus neigt häufiger zur Verlegung durch Sekret oder Abknicken. Die korrekte Lage ist ebenfalls nur schwer einzuhalten.
Die eigenen Erfahrungen lassen nicht den Schluß zu, daß Kinder eine Langzeitintubation besser tolerieren als Erwachsene. *Nachuntersuchungen ein bis zwei Jahre nach dem Trauma zeigten in mehreren Fällen ausgeprägte Phonationsstörungen (Heiserkeit, extrem leises Sprechen, Stridor),* auch wenn die Extubation primär komplikationslos verlaufen war. Die von verschiedenen Gruppen mitgeteilten *Letalitätsquoten* zwischen *40%–60% bei beatmeten Kindern* sprechen ebenfalls gegen diese Auffassung. Deswegen sollte frühzeitig die Tracheotomie erwogen werden. Die Indikation zur Tracheotomie ist nach der eigenen Erfahrung dann gegeben, wenn die Bewußtlosigkeit länger als 4 Wochen anhält.
Ebenso wie die Intubation sollte die Tracheotomie aus technischen Gründen nur von erfahrenen Operateuren unter optimalen Bedingungen durchgeführt werden. *Die Tracheotomie beim Kind ist keinesfalls eine Anfängeroperation.*
Obstruktive Erkrankungen der Atmungsorgane erschweren in vielen Fällen den Verlauf in der subakuten Phase. Unbehandelt tritt infolge zunehmender Hypoxie sowie venöser Abflußstauung mit direkter Rückwirkung auf intrakraniellen Druck und Hirndurchblutung häufig eine rasche Verschlechterung des Gesamtzustandes ein.

Kardinalsymptome sind: Unruhe, Tachykardien, erschwerte Atmung eventuell gegen den Respirator, Cyanose. Auskultatorisch findet man Giemen und Brummen, teils feinblasige Rasselgeräusche.

Therapeutisch kommen β-2-Sympathomimetika, Theophyllin, Expektorantien, Breitbandantibiotika sowie frühzeitige, *ausreichende Sedierung* neben Beatmung mit erhöhtem O_2 in Betracht.

M. Komplikationen

Mit fortschreitender Dauer der Bewußtlosigkeit nimmt die Zahl der *Sekundärkomplikationen* zu. Diese entscheiden in vielen Fällen das endgültige Schicksal des Patienten. *Gefährdet sind vor allem Patienten mit tiefen Graden der Bewußtlosigkeit und Zeichen der direkten Hirnstammschädigung,* bei denen die normalerweise vorhandenen Kompensationsmöglichkeiten peripherer oder zentral bedingter vegetativer Entgleisungen stark eingeschränkt sind (Tabelle 46).

I. Magen-Darm-Trakt

1. Atonien

Bei Patienten mit direkter traumatischer Hirnstammschädigung sind zentral ausgelöste *Atonien des Intestinaltraktes* häufig zu beobachten. Diese können sehr rasch verlaufen, so daß in kurzer Zeit eine ausgeprägte Ileus Symptomatik entwickelt wird.
Kardinalsymptome sind: geblähtes bis maximal gespanntes Abdomen, verminderte Peristaltik, Erbrechen, erschwerte Atmung durch den Zwerchfellhochstand, Unruhe des Patienten bzw. Zunahme der Streckmechanismen.
Bei Öffnen der Magensonde kommt es zum *Ausfluß großer Sekretmengen,* vermischt mit unverdauten Sondenresten.
Differentialdiagnostisch muß ein akutes Abdomen als Folge subakuter abdomineller oder retroperitonaler Blutungen, Invagination oder Volvolus ausgeschlossen werden. (Hb, Hkt, Darmgeräusche, Röntgen, Abdominozentese evtl. Breischluck)

Bei Nachweis einer Atonie sind *Anticholinesterasen das Mittel der Wahl* (Prostigmin). Günstig ist die Zufuhr im Dauertropf in Kombination mit einer 10% Kochsalzlösung (Erwachsene 3–5 Amp. Prostigmin in 100 ml 10% NaCl über 2 Stunden).
Prophylaktisch oder bei leichten Fällen sollte die Gabe von Laxantin (Agarol, Dulcolax) durch die Magensonde in Abständen von 2–3 Tagen erwogen werden.

2. Diarrhöen

Diarrhöen können entweder bakterieller Natur durch superinfizierte Sondennahrung sein, häufig sind sie jedoch Folge übermäßiger Fett- und Eiweißzufuhr durch hochkalorische Ernährung.
Neben der *bakteriologischen Stuhluntersuchung* zur gezielten Antibiotikatherapie kommen *zur Behandlung* in Frage:
Reduzierung der Sondenmenge, evtl. alternierend mit Antacida (Maaloxan), *Nahrungskarenz für 1–2 Tage (Cave: ausreichende Zufuhr von Antacida über die Sonde). Bei Therapieresistenz Übergang zu fettarmer Nahrung (Humana Heilnahrung). Medikamentöse Unterstützung mit Reasec* (3 × 2 Tabl./Tag) Kohle (4 × 2 Tabl./Tag).

3. Blutungen

Blutungen aus dem Intestinaltrakt gehören zu den ernstesten Komplikationen bei bewußtlosen Patienten.
Durch sofortige Gabe von Antacida in Verbindung mit Tagamet, frühzeitige enterale Ernährung sowie ausreichende Sedierung konnte im eigenen Material trotz hochdosierter Steroidtherapie die Zahl der schweren Fälle signifikant gesenkt werden.
Neben diesen Punkten scheint die *konsequente Behandlung auch bei kleinen Erosionsblutungen wichtig:*
▸ Spülen über die Magensonde mit Eiswasser
▸ Sondenpause
▸ Antacida bis 12 mal täglich, jeweils Abklemmen der Sonde für 15–20 Minuten
▸ Cimetidin (Tagamet) 4–6 × 1 Amp. i. v.

Kommt unter diesen Maßnahmen die Blutung nicht zum Stehen (Hämatin oder Frischblut im Ablauf, Teerstühle, Hb Abfall), ist die *Notfall-Gastroskopie* angezeigt.

II. Urogenitalsystem

Hämhorragischer Urin lenkt den Verdacht entweder auf eine *lokale Arrosionsblutung* oder auf eine *hämhorragische Cystitis*. In beiden Fällen sollte sofort unter sterilen Bedingungen Urin zur bakteriologischen Kontrolle eingesandt werden.
Die Therapie besteht im Katheterwechsel sowie in *Blasenspülung mit Eiswasser* (kein Kochsalz wegen der Gefahr der Inkrustierung des Katheters). Hinzu kommt die eventuell notwendige gezielte antibiotische Therapie.

> Bei unklaren Unruhezuständen, Zunahme von Streckkrämpfen, gespanntem Abdomen muß differentialdiagnostisch auch an eine überfüllte Blase bei verlegtem Katheter gedacht werden. Klarheit schafft das Anspülen zur Prüfung auf freie Durchgängigkeit. Im Zweifelsfall ist der Katheter zu wechseln.

Vor Ansetzen eines Diuretikums wegen zu geringer Urinausscheidung, sollte ebenfalls vorher die freie Passage des Blasenkatheters festgestellt werden.

III. Lunge

Störungen von Seiten des Beatmungsgerätes, des Tubus und der Lunge bringen für den Patienten kritische, oft direkt vital gefährdende Situationen.

Einmal ist es die rasch *zunehmende Hypoxie* bei ungenügender Beatmung, die vor allem an vorgeschädigten Zellen Sekundärschäden setzt. Zum anderen hat der *venöse Rückstau* negative Auswirkungen auf den intrakraniellen Druck und die Hirndurchblutung.

Kriterien der Verschlechterung der Atemverhältnisse sind: Unruhe, Cyanose, Tachykardien, Schweißausbrüche, Atmung gegen den Respirator mit pathologischer Atmungsform. Fernwirkungen sind zunächst Anstieg, dann Abfall des arteriellen Blutdruckes sowie *Zunahme des intrakraniellen Druckes.*

Als *Sofortmaßnahme* muß der Patient manuell beatmet werden. Dann sind schnellstens *technische Störungen* von Seiten des Respirators, Schlauchsysteme und mechanische Verlegung des Tubus auszuschalten d. h. Prüfung der mechanischen Funktionen und Einstellung des Respirators einschließlich Druckleitungen, Dichtigkeit des Schlauchsystems und Ansatzventilen sowie Durchgängigkeit und korrekte Lage des Tubus (Auskultation).

Differentialdiagnostisch muß auch an eine extrapulmonale Störung gedacht werden (übervoller Magen oder Blase).

Sofern eine technische, sofort behebbare Störung ausscheidet, ist der Patient zu sedieren, um eine normale Weiterbeatmung zu ermöglichen (Valium i. v.). Danach erfolgt die *weiterführende Diagnostik:* Röntgenaufnahmen des Thorax, Abnahme von Blutgasen.

Hierbei ist neben der symmetrischen Belüftung und korrekter Lage des Tubus zu achten auf:

▶ Bronchopneumonien

▶ Ergüsse

▶ Pneumothorax

▶ Atelektasen.

Zur Behandlung von *Bronchopneumonien mit spastischer Komponente* oder anderer obstruktiver Erkrankungen, kommen neben der *ausreichenden Sedierung* des Patienten und eventueller *Antibiotikagabe,* vor allem *Sympatholytika* (Microvernebler oder systemisch) in Betracht (Kap. E.III.). Notfalls muß ein Wechsel auf einen Volumengesteuerten Respirator erfolgen.

Ergüsse oder Pneumothorax werden durch Punktion oder Anlage von Drainagen therapiert. Bei liegender Drainage ist besonders auf *ausreichende Ruhigstellung* des Patienten zu achten, um Atemstörungen infolge des Pleurareizes auszuschalten.

IV. Vegetative Störungen

1. Temperatur

Extreme *Temperaturentgleisungen* sind überwiegend bei Patienten mit *Zwischenhirntraumatisierung* zu beobachten. Abhängig vom Schädigungsort sind es *hyper-* oder *hypotherme* Zustände, die ein therapeutisches Eingreifen erfordern. Ziel der Behandlung sollte eine *Normothermie* mit Werten zwischen *36,5 – 38* °C sein. Vorbedingung ist immer ein ausgeglichener Flüssigkeits- und Elektrolythaushalt. Bei Neigung zu Temperaturanstiegen sollten die Patienten *offen gelagert* und nur mit dünnen Tüchern abgedeckt werden. Nach Überschreiten der 38 °C Marke werden *Antipyretika* (Novalgin, Pyramidon) intravenös oder rectal gegeben. Steigt die Temperatur trotzdem weiter, kommen *Eisblasen* in den Achselbeugen, Leisten oder am Abdomen zur Anwendung. Um Frierreaktionen zu vermeiden, sollte der Patient sediert werden. Mit diesen Maßnahmen ist eine effektive Temperaturkontrolle in den meisten Fällen möglich. Bei fallender Temperatur müssen die Eisblasen rechtzeitig entfernt werden, um Gegenreaktionen in Form von Hypothermien zu vermeiden.
Hypothermie Zustände werden durch Zudecken des Patienten, *Wärmeflaschen (Cave: Verbrennungen)* behandelt.
In schweren Fällen hat sich die Verwendung von *Heizmatten* mit automatischer Regelung über die Rectalsonde bewährt.

2. Blutdruck

Wegen der Gefahr der *zunehmenden Hirnschwellung* mit nachfolgender intrakranieller Druckerhöhung müssen mittlere *arterielle Blutdruckwerte über 110 mm Hg* rasch gesenkt werden (Kap. D. I.). Voraussetzung ist eine möglichst *häufige Blutdruckkontrolle*, wobei die optimale Lösung die blutige Messung mit vorgegebenen Grenzwerten darstellt.
Die *Therapie* erfolgt kombiniert. Im Vordergrund steht die *Sedierung* des Patienten, um Unruhezustände oder Streckkrämpfe zu un-

terbinden. Hinzu kommt die intravenöse Gabe von *Sympatholytika* wie Dihydroergotamin (Hydergin) im Dauertropf. Die Dosierung muß der Wirkung angepaßt werden. Bei Erwachsenen sind etwa 5 Amp. Hydergin in 500 ml Infusionsflüssigkeit anzusetzen. Bleibt diese Maßnahme erfolglos, wird die weitere Behandlung nach den Richtlinien der Hochdrucktherapie fortgeführt.

Hypotone Blutdruckwerte sind entweder Ausdruck einer zentralen Dysregulation oder ungenügender Volumensubstitution. In beiden Fällen kommt *therapeutisch* die Kreislaufauffüllung mit Vollblut, Albumin oder kolloidalen Lösungen in Betracht. Die Therapie muß schnell einsetzen, um keine lokale oder generalisierte cerebrale Ischämie auszulösen.

Die frühzeitige Gabe von Dopamin (500 mg in 500 ml isotonischer Lösung) ist heute Mittel der Wahl bei ausgeprägten hypotonen Blutdruckkrisen

---

Bei normalem intrakraniellen Druck von 15 mm Hg sollte ein mittlerer arterieller Blutdruck von 75–90 mm Hg angestrebt werden.

3. Herzfrequenz

Tachykardien über 130/Min. erfordern rasche Digitalisierung, β-Blocker, Volumensubstitution, evtl. Sedierung.

Bei älteren Patienten hat sich die Kombination von Digitalisierung, β-Blockade (Visken, Tenormin) sowie Nitrate (4 × 1 Tabl. Isoket) zur Prophylaxe oder Therapie einer Herzinsuffizienz als wirkungsvoll erwiesen.

Bradykardien unter 55/Min. sind mit Atropin (1 Amp s. c.) oder Alupent im Dauertropf zu therapieren. In ausgeprägten Fällen ist die Einlage eines vorläufigen Schrittmachers zu erwägen. Bei Herzrhythmusstörungen kommen Antiarrhythmika unter EKG Kontrolle zum Einsatz (Xylocain, Chinidin, Phenytoin).

4. Diabetes insipidus

Kardinalsymptom ist die *übermäßige Ausscheidung von unkonzentriertem Urin*. Ursächlich liegt ein zentral bedingter Mangel an Arginin-Vasopression (ADH) zu Grunde. *Differentialdiagnostisch* muß eine osmotische Diurese bei übermäßiger Zufuhr hyperosmotischer Substanzen oder Aminoacidurie bei Überdosierung von Aminosäuren in Betracht gezogen werden.

Eine eindeutige Unterscheidung ist unter den Bedingungen der Intensivstation in der Regel nicht zu treffen. *Mittel der Wahl ist die intravenöse Gabe von standardisiertem DDAVP (Minirin)*. Dosierung: Erwachsene initial 1 Amp., Kinder $^1/_2$ Amp. Die weitere Zufuhr muß der Wirkung angepaßt werden. Wegen der unsicheren Resorptionsverhältnisse sollte man bei bewußtlosen Patienten die transnasale oder buccale Gabe nicht vornehmen.

Alle anderen Präparate sind heute wegen der zu niedrigen Dosierung oder unzureichenden Standardisierung der Wirkstoffmenge nicht zu empfehlen.

Zusätzlich injizieren wir wöchentlich einmal *Mineralcorticoide* (Aldocorten i. m.)

5. Diabetes mellitus

In der Frühphase nach dem Trauma überwiegen *Hyperglykämien*. Diese werden nach den bekannten Richtlinien mit Altinsulin sowie eventueller Umsetzung auf Diabetiker-Nahrung eingestellt.

Bei länger anhaltender Bewußtlosigkeit entwickeln einige Patienten trotz ausreichend kalorischer Ernährung *Hypoglykämien mit Werten unter 60 mg %*. Hier kommt therapeutisch die Zufuhr von hochprozentigen Glucose-Lösungen (40%) in Betracht.

Neuere Untersuchungen zeigten bei Patienten mit ausgeprägter Hirnstammschädigung, *Blutzuckerentgleisungen über 600–800 mg %*. Diese gingen mit erhöhten Insulinwerten einher und waren einer Insulintherapie gegenüber resistent. Es fehlen z. Zt. endgültige Untersuchungen über dieses Problem. Doch war bei den bis jetzt bekannt gewordenen Fällen die Prognose *häufig infaust*.

6. Meningitiden

Bakterielle Entzündungen der Hirnhäute treten in der Hauptsache nach *Basisfrakturen mit Liquorfisteln, oder offenen Hirnverletzungen auf.* Deswegen besteht hier die Forderung zur frühzeitigen antibiotischen Abdeckung.

Bei bewußtlosen Patienten ist die Diagnose „Meningitis" oft nicht einfach zu stellen. Es fehlen die typisch meningitischen Zeichen: Nackensteife, Kopfschmerz, Lichtscheuheit, Erbrechen. Deswegen sollten sonst nicht erkennbare Fieberschübe sowie fokale oder generalisierte Anfälle den Verdacht auf eine endzündliche Beteiligung der Meningen lenken.

Beweisend ist die Entnahme von trübem, eiweiß- und zellhaltigem Liquor nach *lumbaler oder suboccipitaler Punktion.* Endgültige Klarheit bringt dann der positive Erregernachweis.
Therapeutisch werden Breitbandantibiotika auch vor der endgültigen Resistenzbestimmung in hoher Dosierung eingesetzt. Diese sollten möglichst mit der *intrathecalen Gabe* von Antibiotika nach Vorschrift des Herstellers *kombiniert* werden.
Komplikationen sind Phlegmonen, Abszesse, sub- bzw. epidurale Empyeme. (Einzelheiten in Lehrbüchern der Neurochirurgie)

7. Subakute Blutungen — Hygrome

Bei bewußtlosen Patienten stellen subakut auftretende intrakranielle Blutungen ein besonderes Problem dar. *Nur die dauernde, subtile Überwachung der Reaktionslage gibt genaue Hinweise.*
Hinweisend auf eine *subakute Blutung* ist einmal ein *freies Intervall.* Das bedeutet, daß ein somnolenter, aber ansprechbarer Patient einige Zeit nach dem Unfall motorisch unruhig wird und danach rasch *eintrübt.* Der zusätzliche Nachweis einer *Halbseitensymptomatik* sowie eventuell *fokale Anfälle* legen den dringenden Verdacht auf eine subakut aufgetretene Blutung nahe, wobei auch hier die zunächst einseitige *Mydriasis* das alarmierendeste Zeichen ist.

Bei tiefen Graden der Bewußtlosigkeit zwingt die zunehmende *Verschlechterung der Reaktionslage*, eventuell kombiniert mit einer Seitenbetonung, zur weiterführenden Diagnostik. Dies ist der Fall, wenn z. B. ein bewußtloser, noch auf Schmerz gezielt reagierender Patient kurze Zeit später auf Schmerzreize nur noch Streckmechanismen zeigt.

Als weiteres Kriterium ist eine *verzögerte Erholungstendenz zu nennen*. Das bedeutet, daß Patienten längere Zeit in einem etwa gleichbleibenden neurologischen Status verharren, ohne daß sich eine Tendenz zur Besserung zeigt. Eine Grenze ist hier etwa eine Woche nach Trauma zu sehen. In allen Fällen muß durch weiterführende *neuroradiologische Diagnostik die Situation geklärt werden*, um den Patienten einer entsprechenden Behandlung zuleiten zu können.

> Neben der Akutdiagnostik sind gerade die *Verlaufskontrollen* eine Domäne der Computertomographie, weil exakte Diagnosen ohne Belastung des Patienten möglich sind.

Allerdings müssen alle Untersuchungen unter *optimalen Bedingungen* durchgeführt werden, d. h. es muß eine kontinuierliche Beatmung sowie Kreislaufkontrolle gewährleistet sein, um den Patienten nicht dem Risiko eines eventuellen Sekundärschadens auszusetzen.

Die Möglichkeit der regelmäßigen computertomographischen Kontrollen haben ebenfalls das *relativ häufige Auftreten subduraler Hygrome* bei länger bewußtlosen Patienten aufgezeigt. Solche Liquoransammlungen fanden sich im frontalen bzw. temporalen Bereich, häufig beidseits. Die Behandlung besteht in einer *Dauerdrainage* für mehrere Tage nach Anlage eines Bohrloches. Dabei stand in einigen Fällen der Liquor unter *erheblichem Druck*. Bei anderen Patienten legte sich das Hirn nicht wieder an, so daß hier ursächlich *atrophische* Prozesse zugrunde lagen.

> Aus diesen Gründen sollten computertomographische Kontrollen ab der dritten Woche nach Trauma in Abständen von 10–14 Tagen durchgeführt werden.

Gleichzeitig erhält man gute Hinweise auf die Entwicklung eines posttraumatischen Hydrocephalus (Abb. 54).

8. Liquorfisteln

Die Behandlung posttraumatischer Liquorfisteln ist zunächst *konservativ*, d.h. antibiotische Abschirmung sowie steriles Abdecken bei otogenen Fisteln. *Tamponaden* sind wegen der Gefahr der bakteriellen Besiedlung *kontraindiziert*.

Als Grenze für eine *operative Intervention* wird etwa *eine Woche* nach dem Trauma angegeben. Verschließt sich innerhalb dieser Zeit die Fistel spontan, sind zunächst keine weiteren Maßnahmen erforderlich. Nach Erholung des Patienten muß dann jedoch in allen Fällen durch gezielte *Röntgenuntersuchungen der Lokalbefund geklärt werden*.

Sistiert der Liquorfluß innerhalb dieser Zeitspanne nicht, richtet sich das weitere Vorgehen nach dem Zustand des Patienten.

Bei *wachen Patienten* mit guter Rückbildungstendenz neurologischer Ausfälle wird man nach röntgenologischer Abklärung schnell den operativen Eingriff anschließen.

Bleibt der *Patient weiter tief bewußtlos* und sind Zeichen der traumatischen Hirnstammschädigung erkennbar, sollte der Eingriff auch über die genannte Grenze weiter aufgeschoben werden.

9. Sinus-cavernosus-Fisteln

Nach *Frakturen der Schädelbasis* kann die A. carotis interna bei ihrem Verlauf durch den sinus cavernosus verletzt werden. Wegen der hier ausgeprägten venösen Abflüsse, besteht die Möglichkeit zur Ausbildung einer *arterio-venösen Fistel*.

Der oft erhebliche A–V shunt führt zu einer Mangeldurchblutung der gleichseitigen Hemisphäre. *Symptome sind:*

▶ gleichseitiger Exophtalmus mit Lidschwellung und Chemosis

▶ auskultatorisch zeigt sich ein pulssynchrones Rauschen.

Die Minderdurchblutung kann je nach Ausmaß *multiple neurologische Ausfälle* verursachen (fokale Anfälle, Paresen, Sprachstörungen).

Normalerweise treten die klinischen Erscheinungen erst einige Zeit

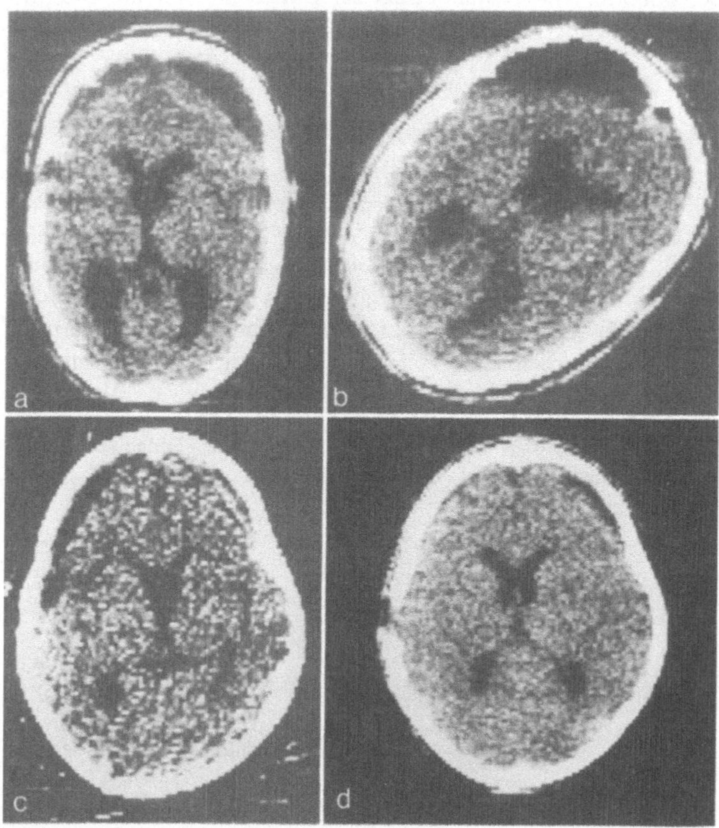

Abb. 54a–d. Computertomographische Verlaufskontrollen. a) Ausgedehnte subdurale Ergüsse 5 Wochen nach schwerer gedeckter Hirnverletzung. Behandlung durch 4 tägige Dauerdrainage. b) Nach Entfernen der Drainage kommt es zur spontanen Luftfüllung *(Schrägbild)* der subduralen Räume als Ausdruck der eingetretenen Hirnatrophie. c) Subdurale Ergüsse 4 Wochen nach gedecktem Trauma. Behandlung ebenfalls durch Dauerdrainage über 4 Tage. d) Kontrollbild 4 Tage nach Entfernung der Drainage. Das Hirn ist wieder nahezu vollständig ausgedehnt

nach dem Unfall auf, doch gibt es auch Patienten, die direkt posttraumatisch Symptome entwickeln.

Die *Diagnose* wird gesichert durch die Angiographie der Hirngefäße, wobei der A–V shunt direkt zur Darstellung kommt. Die *Methode der Wahl* ist heute die operative Versorgung durch Einlage eines Fogarty Katheters unter röntgenologischer Kontrolle.

10. Thrombose-Prophylaxe

Für Patienten, die auf Grund Ihrer Erkrankung immobilisiert sind, hat sich in den letzten Jahren eine Thrombose-Prophylaxe mit Heparin in niedriger Dosierung durchgesetzt. Als Dosierung werden 15.000 I. E. über 24 Stunden vorgeschlagen. Zur besseren Kontrolle der Einfuhr ist die Zufuhr über einen kontinuierlichen Dauertropf (Infusomat) zu empfehlen. Tägliche Gerinnungskontrollen sind angezeigt.

Tabelle 46. Symptome und therapeutisches Vorgehen bei den schwerwiegendsten Komplikationen

Komplikationen	Symptome	Therapie
Magen, Darm Atonie	geblähtes Abdomen Unruhe, erschwerte Atmung, übermäßige Sekrete	Prostigmin 1–3 Amp in 100 ml 10% NaCl leichte Fälle Laxantien
Diarrhöe	große Mengen übelriechenden dünnflüssigen Stuhls	Bakt. Stuhluntersuchung, reduz. Sondenmenge, Nahrungskarenz (1–2 Tage Antacida) 3 × 2 Tabl. Reasec
Intestinale Blutungen	Hämatin im Magensekret Teerstühle Hb↓ RR↓	Eiswasser über Magensonde, Nahrungskarenz, 4 × 1 Amp. Cimetidin (Tagamet), 12 × tägl. Antacida, evtl. Gastroskopie
Cystitis – Pyelitis	verfärbter, trüber Urin blutiger Urin Fieberschübe	sterile Blasenspülung mit Eiswasser, Antibiotika nach Testung, Katheterwechsel
Verlegung des Blasenkatheters	Unruhe des Patienten erschwerte Atmung Oligurie gespanntes Abdomen	Anspülen Katheterwechsel

Tabelle 46. *(Fortsetzung)*

Komplikationen	Symptome	Therapie
Beatmungsgeräte Tubus, Lunge	Unruhe, Cyanose, Tachykardie, pathologische Atmungsform, Anstieg des intrakraniellen Druckes	Beatmung mit Ambu-Beutel + 100% O_2, Überprüfung von Atmungsgerät, Tubus (Durchgängigkeit), Auskultation, **Rö Thorax**, extrapulmonale Störungen sedieren, relaxieren
Temperatur	Hyperthermie > 38,5° C	Aufdecken, Antipyretika, Eisblase in Inguinal Gegend, sedieren
	Hypothermie < 36° C	Wärmeflasche, Heizdecke, Volumensubstitution
Blutdruck (mittl. art. Druck)	über 120 mm Hg	sedieren, Sympatholytika, Antihypertonika, β-Blocker
	unter 75 mm Hg	Volumensubstitution mit Vollblut, Albumin, kolloidale Lösungen, Dopamin
Herzfrequenz	Tachykardie > 150/min.	Digitalis, Volumensubstitution, sedieren, β-Blocker, Nitrate
	Bradykardie < 50/min.	Atropin s. c., Alupent (Dauertropf) Schrittmacher
Diabetes insipidus	unkonzentrierter Urin, Ausfuhr deutlich über Einfuhr	Minirin: Erw. 1 Amp. i. v. Kinder < 14 J. $^1/_2$ Amp. i. v. evtl. Aldocorten i. m.
Meningitis – Encephalitis	Fieber, fokale oder generalisierte Anfälle, Verschlechterung des AZ	LP, Breitbandantibiotika (auch intrathekal) Testung
Subakute Blutungen	Verschlechterung der Reaktionslage, Halbseitensymptomatik, fokale Anfälle	neuroradiologische Abklärung
Liquorfistel	klare Flüssigkeit aus Nase oder Ohr	steril abdecken, Breitbandantibiotika, evtl. Op

N. Sedieren und antikonvulsive Medikation

I. Indikation und Zufuhr

Bei folgenden Zuständen ist die Gabe *sedierender bzw. antikonvulsiver Medikamente* notwendig:
- Ruhigstellung unruhiger oder deliranter Patienten
- Kupieren von Streckmechanismen
- Dämpfung oder Aufhebung der Eigenatmung bei Lungenkomplikationen
- Prophylaxe uund Therapie cerebraler Krampfanfälle.

Bei *beatmeten Patienten* kommt wegen der schnellen und sicheren Wirkung die *intravenöse Zufuhr* in Betracht, während für nicht beatmete Patienten die intramuskuläre Gabe des Medikamentes vorzuziehen ist. Nach Normalisierung der Magen-Darm Funktion kann bei nicht beatmeten Patienten die orale Medikation erwogen werden. Allerdings besteht hierbei immer die Gefahr der verzögerten oder unsicheren Resorption.

II. Auswahl der Medikamente[d]

Wegen der Vielzahl der Medikamente ist es schwierig, allgemeingültige Empfehlungen zu geben. Es soll deswegen das eigene bewährte Schema dargelegt werden.

Basismedikament ist, wie schon angeführt, Valium (Diazepan). Die Initialdosis beträgt 5 mg bei Kindern unter drei Jahren und 10 mg bei Jugendlichen oder Erwachsenen. Bei *stabilen Kreislaufverhält-nissen* kann diese Menge verdoppelt werden.

Vorteile sind: rascher Wirkungseintritt sowie schnelles Abfluten, geringe atemdepressorische Wirkung, guter, antikonvulsiver Effekt.

Bei *Kindern* wird man mit regelmäßiger Zufuhr von $^1\!/_2 - 1$ Amp. Valium in 4–6 stündlichen Intervallen eine ausreichende Ruhigstellung mit Kupierung von Streckkrämpfen erreichen. Für *Erwachsene* reicht Valium in der Regel als Dauermedikation nicht aus. Es empfiehlt sich dann die Kombination mit Haldol, Truxal, Melleril oder Luminal. Die Norm ist 4–6 × 10 mg Valium und 4 × 1 Amp. Haloperidol bzw. 4 × 100 mg Luminal im Wechsel.
Wegen der Gefahr der *Potenzierung* muß berücksichtigt werden, ob der Patient nicht schon Barbiturate zur Senkung des intrakraniellen Druckes (Kap. D. VI.) oder andere synergistische Medikamente erhält. Therapeutisch induzierte, *leichte Blutdruckabfälle* können durchaus *toleriert* werden. Bei ausgeprägter Hirnstammsymptomatik mit hypertensiven Blutdruckkrisen ist diese Nebenwirkung sogar vorteilhaft (Kap. D.VI.).

Die richtige Dosierung ist erreicht, wenn der gesteigerte Muskeltonus nachläßt und Streckmechanismen nur noch angedeutet ablaufen.

Stehen mehr *delirante Züge* im Vordergrund, ist *Distraneurin* das Mittel der Wahl. Man beginnt mit der intravenösen Gabe von etwa 50–100 ml der 0,8% Lösung (Dosierung nach Bedarf und Wirkung), um später auf die orale Zufuhr von 3 × 1 bzw. 3 × 2 Drg. überzugehen.

Diese Medikation hat sich besonders bei Patienten mit Alkohol-anamnese prophylaktisch bewährt.

Ist eine *atemdepressorische Wirkung* erwünscht, kommt im Akutfall *Fentanyl (2–4 ml)* intravenös zur Anwendung. Die weitere Medikation sollte wegen der verlängerten Wirkungsdauer mit einer Mischung von 1 Amp. Dolantin und 50 mg Atosil verdünnt auf 10 ml NaCl fortgesetzt werden.

Wegen der geringen Nebenwirkungen kann bei beatmeten Patienten frühzeitig von der Relaxierung Gebrauch gemacht werden (15 Amp. Pancuronium in 500 ml Laevulose 5% über Infusomat, Dosierung nach der Wirkung).

Bei ausgeprägten Durchgangssyndromen zeigt Haldol, Truxal oder Melleril ebenfalls eine gute Wirkung. Ältere Patienten sprechen gut auf Dipiperon an (Erwachsene 3–4 × 1 Meßlöffel Saft/Tag). Bei Auftreten von depressiven Symptomen sollten frühzeitig Thymoleptika verabreicht werden.

Bei Überdosierung oder zur Prophylaxe extrapyramidaler Erscheinungen ist Akineton (2 × 1 Amp. i. m.) das Mittel der Wahl.

III. Gefahren der Sedativa

Wegen möglicher Atem- oder Kreislaufdepressionen dürfen hohe Dosierungen nur unter dauernder Überwachung des Patienten eingesetzt werden.

Der schwerwiegendste Nachteil ist jedoch die *Verschleierung des neurologischen Bildes, so daß eine genaue Einordnung von Bewußtseinslage und Schmerzreaktion nicht mehr möglich ist. Diese Nachteile müssen im Einzelfall gegenüber den oft lebensrettenden Vorteilen abgewogen werden.*

IV. Antikonvulsive Therapie

Die routinemäßige antikonvulsive Therapie ist stark umstritten. Ausnahmen sind natürlich Patienten mit Krampfanamnesen. Hier wird nach EEG Kontrolle die vorherige Medikation weitergeführt.
Fokale oder generalisierte Anfälle werden mit Rivotril bzw. Valium intravenös unterbrochen. Bei ungenügender Wirkung erfolgt die Zufuhr im Dauertropf (10 Amp. Rivotril in 250 ml Laevulose 5% über einen Infusomat). Bei weiterer Therapieresistenz hat sich die Kombination mit Phenobarbital bewährt.
Nach einem einmaligen *generalisierten Anfall* werden die Patienten unabhängig vom Nachweis von Krampfpotentialen im EEG auf *Phenhydan* (2 × 1 Amp. i. v.) eingestellt. Diese Medikation sollte

Tabelle 47. Indikation, Auswahl und Dosierung der wichtigsten Sedativa und antikonvulsiver Medikamente

Unruhe	Valium	4–6 × 1 Amp./Tag
Streckkrämpfe	Haloperidol	4 × 1 Amp./Tag
Leichte Beatmungs- störungen	Luminal	4 × 1 Amp./Tag
Delirium	Distraneurin	50–100 ml i. v. 3 × 2 Drg. oral
Beatmungskompli- kationen	Fentanyl	2–4 ml i. v.
	lytischer Cocktail	2–4 ml i. v.
	Relaxieren	Pancuronium – 15 Amp. in 500 ml Laevulose 5% über Dauertropf
Durchgangssyndrom	Haldol	3 × 10–20 Tropf./Tag
	Melleril	600 mg/Tag
	Luminal	3 × 100 mg/Tag
Generalisierter Krampfanfall	Phenhydan	bis 3 × 1 Amp. i. v. (langsam)
Fokaler Anfall	Rivotril	1 Amp. i. v.
	Valium	1 Amp. i. v.

mindestens 3–4 Wochen fortgeführt werden. Die weitere Therapie wird dann von einer erneuten EEG Kontrolle abhängig gemacht.

Bei *fokalen Anfällen* erfolgt nach Ausschluß eines organischen Prozesses (Nachblutung, Meningitis) eine Grundeinstellung auf *4 × 10 mg Valium* bzw. 4 × 1 Amp. Rivotril. Unter dieser Therapie auftretende weitere fokale Anfälle werden mit Valium im Dauertropf (50 mg auf 250 ml nach Vorschrift) nach Bedarf unterbrochen (Tabelle 47).

Zur Verhinderung von toxischen Nebenwirkungen sind regelmäßige Blutspiegelbestimmungen der Antiepileptika bei Langzeittherapie dringend indiziert. Eine Antikonvulsiva-Dauereinstellung sollte nur unter fachneurologischer Kontrolle erfolgen.

O. Todeszeitbestimmung

Nach schweren Hirnverletzungen ist die Diagnose des endgültigen Hirntodes oft nicht einfach zu stellen.

Klinisch neurologische Befunde des *irreversiblen Hirntodes sind:*

① tiefe Bewußtlosigkeit, auf Schmerzen keine Reaktion
② Sistieren der Spontanatmung
③ weite, lichtstarre Pupillen
④ Abfall der Körpertemperatur und Blutdruck
⑤ Ausfall der Hirnstammreflexe.

Hierbei muß *Medikamentenwirkung sicher ausgeschlossen sein.* Dies ist bei Patienten, die über andere Krankenhäuser eingeliefert werden häufig nicht einfach.

Die Intensivtherapie sollte über eine Stunde fortgeführt werden (Beatmung mit reinem O_2, Volumensubstitution). Tritt unter dieser Behandlung keine Änderung des Zustandes ein, muß der Patient als klinisch tot betrachtet werden. Unterstützt werden diese Befunde durch technische Untersuchungen wie die Kontrastdarstellung der Hirngefäße sowie das EEG.

Die Richtlinien der Deutschen Gesellschaft für Chirurgie zur Definition des Hirntodes lauten:

Der Gehirntod ist anzunehmen, wenn:

① die bisher gültigen Todeskriterien vorhanden sind (damit ist der klinisch-neurologische Befund gemeint),
② nach einer therapeutisch nicht mehr beeinflußbaren Kreislaufdepression ein Atem- und Herzstillstand eintritt, wenn es sich um
    a) ein Ende einer unheilbaren Krankheit,
    b) einen fortschreitenden Verfall der vitalen Funktionen in ihrer Gesamtheit handelt.

Der Gehirntod ist auch anzunehmen vor dem Aussetzen der Herzaktion, wenn es im Falle einer direkten Gehirnschädigung

① zu folgenden gleichzeitigen Ausfallerscheinungen des zentralen Nervensystems über 12 Stunden kommt:

   a) Bewußtlosigkeit

   b) fehlende Spontanatmung

   c) beidseitige Mydriasis und fehlende Lichtreaktion

   d) isoelektrisches EEG unter angemessenen Ableitebedingungen

   e) Fortbestand der Kriterien a – d und Wiederholung des EEG nach 12 Std.,

oder

② zu einem angiographisch nachgewiesenen intrakraniellen Kreislaufstillstand gekommen ist, der wenigstens 30 Min gedauert hat.

Voraussetzung ist, daß folgende *Kriterien bei der Ableitung des EEGs erfüllt sind* (Deutsche EEG-Gesellschaft):

① Das EEG muß völlig artefaktfrei geschrieben sein.

② Das EKG muß mitregistriert werden.

③ Die Dauer der Ableitung sollte in einem Zeitraum von mindestens 30 Min. durchgeführt werden, eine Wiederholung soll nach 6 Std. erfolgen.

④ Es muß immer ein 8-Kanal-Schreiber zur Verfügung stehen, wobei die 3 fache Verstärkung der normalen Ableitung als Mindestverstärkung vorausgesetzt wird. Die Zeitkonstante sollte 1 sein (Normal 0,3), die Elektrodenwiderstände sollten unter 20 Kilo-Ohm geschaltet werden.

P. Frührehabilitation

I. Leichte und mittelschwere Hirnverletzungen

Nach leichten und mittelschweren Hirnverletzungen mit nur kurzzeitigem Bewußtseinsverlust wird vor der endgültigen Erholung normalerweise ein *Durchgangsstadium* durchlaufen. *Dieses ist gekennzeichnet durch wechselnde Bewußtseinslage, Desorientiertheit, hyperagile, häufig aggressive und delirante Züge.*
Eine Betreuung auf der Normalstation ist bei ausgeprägten Zustandsbildern nicht möglich. Sehr bewährt haben sich *Wachzimmer,* in denen ständig eine personelle Beaufsichtigung gewährleistet ist.
Die *Dauer* des Durchgangssyndroms ist sehr unterschiedlich. Sie kann zwischen wenigen Tagen und Wochen liegen.
Mit zunehmender Besserung überwiegen Phasen der Orientiertheit und Kooperation, so daß die *Mobilisierung und gezielte Nachbetreuung möglich wird.* Die Indikation zur neurotraumatologischen Rehabilitation ist damit gegeben.

II. Schwere Verletzungen

Im Gegensatz hierzu ist der Verlauf nach schweren Hirntraumen durchaus unterschiedlich. Hier werden zwar auch verschiedene Entwicklungsstufen durchlaufen. *Innerhalb dieser Phasen ist jedoch ein wesentlich aufwendigerer therapeutischer Einsatz notwendig, um die*

Möglichkeiten der Besserung bzw. Ausheilung herbeizuführen (Tabelle 48, Seite 163).

1. Apallisches Syndrom

Die anfangs beschriebenen Mittel- bzw. Bulbärhirnsyndrome sind nach GERSTENBRAND als *Vorstadium* eines Symptomenkomplexes aufzufassen, der in der Literatur als *apallisches Syndrom* bezeichnet ist.

Das *Vollbild* ist gekennzeichnet:

① Bewußtlosigkeit, hierbei ist jedoch Augenöffnen ohne zu fixieren möglich

② zunehmende Stabilisierung vegetativer Funktionen

③ Fortbestehen von Streck- bzw. Beugemechanismen

④ auf Schmerzreize höchstens Massenbewegungen

⑤ motorische Primitivschablonen: Kauen, Schmatzen, eventuell Schlucken.

Die *Behandlung* kann in diesem Stadium nach den Richtlinien der vorher beschriebenen Intensivtherapie nur symptomatisch sein. Wichtig ist die Verhütung von Kontrakturen durch intensive Krankengymnastik sowie gezielte Dekubitusprophylaxe. Die *vitale Gefährdung* des Patienten ist weiter gegeben, so daß die Betreuung auf der Intensivstation notwendig ist.

Außer Patienten mit primärer Hirnstammschädigung, können diese Phase auch Fälle mit langdauernder Bewußtlosigkeit durchlaufen, bei denen initial keine Hirnstammbeteiligung diagnostiziert wurde.

Entscheidend ist, daß das apallische Syndrom zwar in einigen Fällen Endzustand, bei den meisten jedoch nur als Durchgangsstadium anzusehen ist.

Eine *Tendenz zur Besserung wird als Remissionsstadium* bezeichnet. Zweckmäßigerweise muß unterschieden werden zwischen dem *beginnenden* und dem *eigentlichen Remissionsstadium.*

160

2. Beginnendes Remissionsstadium

Das *Kardinalsymptom* der beginnenden Remission ist die zunehmende *Bewußtseinsaufhellung*. Da dieses nur allmählich und oft nur
angedeutet eintritt, muß bei bewußtlosen Patienten immer wieder
intensiv geprüft werden, ob nicht schon Anzeichen der *beginnenden
Remission* vorliegen. Diese sind:

- auf Schmerzreize Übergang der Massenbewegungen in ungezielte bzw. gezielte Abwehrbewegungen.

- erste sichtbare Reaktion auf energisches Ansprechen, z. B. Öffnen
  der Augen, Hand drücken, Zeigen der Zunge, kurzzeitiges Fixieren, halten von Gegenständen. Mimische Äußerungen sind noch
  nicht zu erwarten.

Diese Antworten erfolgen anfangs nicht konstant und sind häufig
erst nach *mehrfacher, energischer Aufforderung auszulösen*.
Eine regelmäßige, intensive Beschäftigung mit dem Patienten ist un-
umgänglich, um diese Reaktionen so früh wie möglich zu erfassen.
Es ist in der Frühphase nicht zu erwarten, diese während einer einmaligen oder nur kurzzeitigen Untersuchung bzw. Visite beobachten zu können.

Die frühzeitige Diagnostik des beginnenden Remissionsstadiums
ist für den weiteren Verlauf extrem wichtig.
Bei konsequenter Nachbehandlung haben viele Patienten, die
diese Stufe erreichen, eine gute Möglichkeit der weitgehenden
Ausheilung bzw. der Wiedererlangung eines lebenswerten Zustandes.

Wird in dieser Phase *nicht mit der Therapie* begonnen, besteht die
Gefahr, daß der Patient entweder
- in das voll apallische Stadium zurückfällt,
- auf der gleichen Stufe stehenbleibt,
- oder nur einen relativ kleinen Entwicklungssprung durchläuft.

Hervorstechendstes Merkmal der beginnenden Remissionsphase ist
das *Fehlen* von differenzierten geistigen oder körperlichen Funktionen bei extremer Antriebslosigkeit.

Für den Betreuer ist dieses Stadium äußerst schwierig und mühselig, da deswegen eine gezielte Therapie im eigentlichen Sinne nicht möglich ist.

Es kommt darauf an, durch *direkte und intensive Ansprache, Reaktionen immer wieder hervorzurufen, aufzugreifen und weiterzuführen*. Dies ist die einzige Möglichkeit, die Passivität zu durchbrechen und durch die häufige Übung gestörte *Funktionskreise neu zu bahnen*.

Zur *Aktivierung* kommt ein Trias von optischen, akustischen und taktilen Reizen in Frage (Lichtreize, Bewegung von Gegenständen, Sprache, Töne, Berühren von Gegenständen, Führen der Hand). *Motorische Primitivschablonen* können zu Fütterungsversuchen ausgenutzt werden.

Da die Konzentrationszeit und Merkfähigkeit extrem kurz sind, müssen die Ansprachen so häufig wie möglich erfolgen.

Passive technische Hilfsmittel (Radio, Fernsehen, Tonband) werden zunächst keine Hilfe sein.

Wichtig ist hierbei die *Mitarbeit des Pflegepersonals*. Bei jeder Tätigkeit am Patienten sollte dieser angesprochen werden, auch wenn noch kein eindeutiges Sprachverständnis vorliegt. Bei pflegerischen Verrichtungen (Waschen, Betten) können weitere Versuche zur Aktivierung unternommen werden.

Einen besonderen Punkt nimmt die *krankengymnastische Betreuung* ein. Sie wird mehrmals täglich durchgeführt, um die körperlichen Ausfälle, insbesondere Kontrakturen, so gezielt wie möglich zu behandeln bzw. zu verhindern. Wichtig ist hier der Einschluß einer auch nur wenig ausgeprägten Kooperation des Patienten in den Therapieplan.

So früh wie möglich ist der Patient unter Beachtung der Kreislaufverhältnisse aus der *liegenden in eine aufrechte Lage (Sitzen)* zu bringen, auch wenn noch keine Kopf- bzw. Körperkontrolle vorhanden ist. Dies betrifft Waschen, Fütterungsversuche sowie alle beschäftigungstherapeutischen Maßnahmen.

Erfahrungsgemäß nimmt mit fortschreitender körperlicher Aktivierung auch die geistige Entwicklung zu.

Mit *zunehmender Bewußtseinsaufhellung* treten neben vermehrten *körperlichen Aktivitäten* auch *erste mimische Äußerungen* als Ausdruck differenzierterer geistiger Leistungen auf. Die Patienten greifen gezielter, es besteht eine vermehrte Spontanmotorik (Nesteln, Drehen des Körpers: Bettbretter), längeres Fixieren, eventuell adäquates Kopfnicken oder -schütteln. *Psychisch* sind sie entweder indifferent oder negativ ablehnend, weinerlich, manchmal aggressiv. Wegen der *längeren Belastungsfähigkeit* muß die Betreuung zeitlich ausgedehnt werden. Unter Berücksichtigung adäquater Erholung sollte auch weiter so oft wie möglich gearbeitet werden, wobei immer nur eine *Einzeltherapie,* möglichst durch den gleichen Betreuer sinnvoll ist. Eine Verteilung der Aufgaben auf mehrere Betreuer ist in dieser Phase noch nicht möglich, da die wenigen Reaktionen, die vom Patienten kommen, *nicht in Fachbereiche einzuteilen sind, sondern fließend ineinander übergehen. (Ausnahme: Krankengymnastik.)*

Es hängt im wesentlichen von der Zugewandtheit, Aufgeschlossenheit, Zuversichtlichkeit sowie dem persönlichen Einsatz der Verantwortlichen ab, in wie weit ein Patient in diesem Stadium Fortschritte machen kann. Jede Resignation wirkt sich, bewußt oder unbewußt, auf die Aktivität des Betreuers aus und hat damit negative Einwirkung auf die Entwicklung des Patienten.
In mancher Hinsicht kann man sich, auch bei Erwachsenen, in dieser Phase an Maßnahmen orientieren, die für gesunde Kinder im ersten Lebensjahr angezeigt sind. Theoretische Kenntnis oder praktische Erfahrung in der *Behindertenpädagogik* erleichtert die Beurteilung des Krankheitsbildes sowie die Auswahl der Therapiemöglichkeiten.

III. Probleme der Einbeziehung von Angehörigen

Die *aktive Beteiligung von Angehörigen* in der frühen Phase der Rehabilitation hätte eine Reihe denkbarer Vorteile. Einmal ist ihnen der prätraumatische Zustand besser vertraut, so daß sie versuchen können, Erinnerungen zu wecken oder besondere Eigenheiten zur weiteren Behandlung aufzunehmen.

Zum anderen bedeutet dies eine wesentliche personelle Entlastung, wodurch die Therapie noch intensiviert werden könnte.

Die Erfahrung hat aber gezeigt, daß eine solche Unterstützung nur bedingt möglich ist.

Die meisten Angehörigen sind durch die neue Situation und die ungewohnte Reaktion des Patienten verunsichert. Die Hilflosigkeit weckt Mitleid und Besorgnis, wobei verschiedene Handlungsweisen zu beobachten sind.

Die Mehrzahl ist überängstlich. Hier herrscht der Leitgedanke vor, daß der Patient wegen der Schwere seiner Krankheit zur Genesung weitgehende Schonung und Ruhe braucht. Diese Haltung wird durch die Passivität des Patienten noch unterstützt. *Eine aktive gezielte Mitarbeit ist nicht zu erwarten.* Intensive Betreuung ist in ihrer Gegenwart nicht möglich und wird oft abgeblockt. Die Zuwendung erstreckt sich hauptsächlich auf übermäßige Fütterung sowie weitgehend passive Maßnahmen wie: Vorlesen, Tonband abspielen, Erzählen und Streicheln.

Andere Angehörige sind überaktiv. Der Gedanke eines bleibenden Hirnschadens beherrscht das Bild. Sie beginnen häufig in der Frühphase, wenn gerade Fixieren, Greifen oder Lautformungen einsetzen, durch Stellung schwieriger Aufgaben, die geistige Situation zu prüfen. Hiermit ist der Patient normalerweise völlig überfordert.

Um diesen Reaktionen zuvorzukommen, ist schon frühzeitig ein *ausführliches ärztliches Gespräch* mit den Angehörigen notwendig. Auf den phasenhaften Ablauf des Krankheitsbildes und die jeweils notwendigen Maßnahmen ist hierbei besonders einzugehen.

In *angemessenen Abständen muß ein Fazit der zurückliegenden Zeit gezogen werden* und die weitere Arbeitsrichtung festgestellt werden. Hieran sollten alle Betreuer teilnehmen.

Sehr günstig ist es, wenn die Angehörigen schon auf der *Intensivstation* in Abständen den *Patienten sehen können.* Hierbei sollten besonders die augenblicklich vorhandenen Reaktionen demonstriert werden. Nach entsprechender Vorbereitung braucht eine solche Konfrontation nicht erschreckend zu wirken. Der weitere Verlauf kann jedoch wesentlich objektiver beurteilt werden.

IV. Remissionsphase

Das Auftreten *differenzierter mimischer Ausdrücke* (Lächeln, Weinen) bedeutet, *daß eine Phase zunehmender Kooperation* beginnt. Hauptmerkmal ist jedoch noch immer der fehlende bzw. stark reduzierte Antrieb.

Hier ist die Möglichkeit einer gezielteren Therapie gegeben. Diese wird ihren *Schwerpunkt im Wiedererwerb lebenspraktischer Funktionen haben.* Ziel ist eine möglichst weitgehende Selbständigkeit, um eine differenziertere Rehabilitation anschließen zu können.

Zu den *lebenspraktischen Übungen zählen:*

▸ Training von Feinmotorik und Koordination

▸ Sitzen und Gehen bzw. Benutzung des Rollstuhles

▸ Nahrungsaufnahme, Körperpflege, Sauberkeit

▸ Sprache

▸ Konzentration, Ausdauer, Merkfähigkeit

▸ Förderung sozialer Kontakte

▸ gezielte Krankengymnastik zum Abbau von Paresen und Kontrakturen.

Die Übungen müssen *sinnvoll miteinander verknüpft werden,* um die noch beschränkten geistigen und körperlichen Fähigkeiten voll auszunutzen. Auch in dieser Phase ist eine Behandlung durch mehrere spezialisierte Therapeuten noch nicht indiziert. Ein echter Erfolg ist zunächst ebenfalls nur durch *Einzeltherapie* zu erwarten.

Wegen der *wechselvollen Konzentrationslage* sollten die Übungen dem jeweiligen Zustand des Patienten angepaßt werden. Phasen erhöhter Aufmerksamkeit können zur intellektuellen Schulung genutzt werden. Während verminderter Konzentration führen betont motorische Übungen, neben dem eigentlichen Trainingseffekt, gleichzeitig zu erneuter Aktivierung.

Die Therapie ist so anzulegen, daß der Patient ein Erfolgserlebnis erfährt, da er auf Grund seiner Behinderung und der bisherigen Behandlung überwiegend negative Erfahrungen gesammelt hat.

Um dies zu bewirken, sind natürlich auch *Hilfestellungen* erlaubt und manchmal notwendig. Ein *sparsamer* und *überlegter Einsatz* ist jedoch erforderlich, um den Erfolg der Behandlung nicht zu gefährden.

Es muß immer berücksichtigt werden, daß in diesem Stadium die passive Grundhaltung des Patienten überwiegt und eine volle Einsicht der Situation nicht besteht.

Alle *Lernanweisungen* sind deshalb zunächst noch *einfach, ruhig* und *eindringlich* zu geben, wobei neben der erforderlichen Unterstützung ein wiederholtes Demonstrieren des Ablaufes notwendig ist.

Die *Dauer* der gezielten Einzelarbeit richtet sich nach der Aufnahmefähigkeit des Patienten. Wegen der initial nur kurzzeitigen Belastbarkeit muß die Intensität deswegen durch mehrere über den Tag verteilte Einzelunterrichte gewährleistet werden.

> Da in dieser Phase 1–2tägige Pausen den Erfolg einer ganzen Woche in Frage stellen können, muß nach Lösungen gesucht werden, um auch Sonn- und Feiertage übungsmäßig zu nutzen.

V. Besonderheiten

Motorik: Das wachsende Verständnis führt dazu, daß einfache Aufgaben erfüllt werden können. Auf den geistigen und körperlichen Zustand abgestimmtes Beschäftigungsmaterial ist unterstützend notwendig.

> Wichtig ist, daß *paretische Gliedmaßen von Anfang an gezielt eingesetzt werden*, auch wenn dies manchmal den Fortlauf einer Übung verzögert und vom Patienten abgelehnt wird.

Die dauernde bewußte Benutzung gelähmter Gliedmaßen ist die einzige Möglichkeit, später von der funktionellen Seite ein befriedigendes Ergebnis zu erzielen. Hierauf sind alle betreuenden Personen eindringlich hinzuweisen.

Alle Übungen sollten sitzend, außerhalb des Bettes, oder zumindest sitzend im Bett erfolgen. Hierdurch wird automatisch die Kopfkontrolle, das Gleichgewicht sowie der Kreislauf geschult. Damit ist ein wichtiger Grundstock für die nachfolgenden Gehversuche gebildet.

Selbständige Nahrungsaufnahme: Zur Unterstützung haben sich bewährt: rutschfeste Unterlagen, Spastikerbesteck, Trinkbecher mit Haltegriff. Wichtig ist die Auswahl der Kost (anfangs passiert oder pürriert).

Sprache: Die ersten Wortformungen erfolgen zunächst nur stimmlos. Mit Hilfe von Atemübungen können später stimmhafte Laute gebildet werden. Diese werden über Ein- und Zweiwortsätze zu längeren Sätzen ausgebaut.

Sauberkeit: Der Urin- und Stuhlabgang ist relativ lange unkontrolliert. Häufiges Erinnern und Auffordern sind notwendig, um eine bewußte Kontrolle zu erreichen.

Förderung der sozialen Kontakte: Der frühzeitige Kontakt mit anderen Patienten der Umgebung ist besonders wichtig, weil hierdurch auch außerhalb der Therapiezeiten Ansprache erfolgt. Diesen Kontakt zu fördern, muß Bestandteil der Therapie sein (z. B. einfache Gesellschaftsspiele)

VI. Rehabilitationsphase

Ziel der Rehabilitationsmaßnahmen ist es, durch differenzierte Behandlung zentrale und periphere Ausfälle zu beheben, um eine Integration in das Sozial- und Berufsleben zu erreichen.
Entgegen den Bedürfnissen der Remissionsphase sind jetzt eine Reihe *spezialisierter Betreuer* notwendig, um eine möglichst optima-

le Behandlung zu gewährleisten. Ein echter Erfolg ist jedoch nur bei *sinnvoller Koordination* aller Maßnahmen durch eine auf diesem Gebiet erfahrene Persönlichkeit zu erwarten.

Die *Schwierigkeiten der Rehabilitation* nach Schädel-Hirnverletzungen liegt darin, daß normalerweise sowohl *geistige* als auch *körperliche Ausfälle* bestehen, welche parallel behandelt werden müssen. Hierdurch unterscheiden sich die Rehabilitationsmaßnahmen wesentlich von denen isoliert-organischer Erkrankungen (Herzinfarkt usw.).

Voraussetzung ist weiterhin, daß das jeweilige Zustandsbild nicht als Terminal- sondern als Übergangsstadium angesehen werden muß, wobei die Entwicklungsmöglichkeiten des Patienten proportional dem persönlichen Einsatz der Betreuer gehen. Sofern der Begriff der Hirnverletzung als Synonym für einen mehr oder weniger irreparablen Dauerschaden angesehen wird, werden therapeutische Aktivitäten von vornherein gebremst.

Den besonderen Bedürfnissen Schädel-Hirn verletzter Patienten entsprechend, sind an die Behandlungszentren für diese Patientengruppe besondere Anforderungen zu stellen:

① Frühzeitige Übernahmemöglichkeit bei oft noch bestehender maximaler Pflegebedürftigkeit (Phase I b).

Dazu gehört eine Überwachungsstation mit der notwendigen pflegerischen und technischen Ausstattung.

② Bereitstellung des erforderlichen ärztlichen und therapeutischen Personals.

Hierzu zählen:

- leitender Arzt mit fundierten Kenntnissen der Neurotraumatologie
- Krankengymnasten
- Ergotherapeuten
- Werkstattmeister und Arbeitstherapeuten
- Heilpädagogen
- Sprachtherapeuten

- Klinikpsychologen
- Lehrkräfte mit Sonder-, Grund-, Realschulausbildung sowie Berufsschullehrer
- Sozialtherapeuten
- Pflegekräfte mit neurologisch/psychiatrischer Erfahrung

③ Technische Ausrüstung:

Elektrophysiologie: EEG, EMG, Doppler

Röntgen

Computertomograph in max. 10 km Entfernung

Labor

Ohne diese Voraussetzungen ist eine frühzeitige Einleitung der Behandlung mit lückenloser Fortführung bis zur schulischen bzw. beruflichen Belastungserprobung nicht gewährleistet.

Als Indikation zur Einleitung neurotraumatologischer Rehabilitationsmaßnahmen sind anzusehen:

① Patienten mit länger dauernder Bewußtlosigkeit (über 5 Tage) sowie primärer Hirnstammalteration.

Hier hat die Verlegung möglichst mit Auftreten der ersten Reaktionen auf äußere Reize zu erfolgen.

Ausgeprägte vegetative Dysregulationen oder pulmonale Infekte sollten allerdings abgeklungen sein.

Trachealkanüle, Magensonde oder Blasenkatheter sind kein Hindernis, eine Frührehabilitation einzuleiten. Statistische Untersuchungen haben gezeigt, daß bei einem solchen Vorgehen die Ergebnisse in Bezug auf soziale oder berufliche Wiedereingliederung am günstigsten sind.

Da das Lebensalter eine bedeutende Rolle bei der Erholungsmöglichkeit darstellt, sollten frührehabilitative Maßnahmen in einem neurotraumatologischen Zentrum nur bei jüngeren Patienten eingeleitet werden.

Abhängig vom Schweregrad der Verletzung stellt etwa das 45.–50. Lebensjahr eine Obergrenze dar. Ältere Patienten sollten zunächst unter Einbeziehung der Angehörigen im Heimatkran-

Tabelle 48. Zusammenstellung der wichtigsten Symptome des apallischen Vollbildes, der Remissions- und Rehabilitationsphasen sowie des Durchgangsstadiums

Apallisches Vollbild	Keine Reaktion auf Ansprechen Streck- und Beugemechanismen auf Schmerzreize höchstens Massenbewegungen Augen öffnen, ohne zu fixieren motorische Primitivschablonen (kauen, schmatzen, evtl. schlucken) Stabilisierung der Vitalfunktionen
Beginnende Remission	Auf Schmerzreize Abwehrbewegungen erste Reaktionen auf energisches Ansprechen kurzzeitiges Fixieren Fehlen von differenzierten geistigen und körperlichen Funktionen bei extremer Antriebslosigkeit
Remission	Differenziertere mimische Äußerungen gezieltere Bewegungen fixieren verstehen Kopfnicken und schütteln sprachliche Äußerungen (über Ein- zum Mehrwortsatz) Einsetzen von Erinnerungen zunehmende Kooperation stark reduzierter Antrieb noch keine Stuhl- und Urinkontrolle
Rehabilitation	Allmähliche Stuhl- und Urinkontrolle soziale Kontakte differenziertere geistige und körperliche Leistungen neurologische und psychische Störungen noch erkennbar
Durchgangsstadium	Wechselnde Bewußtseinslage motorische Unruhe delirante und aggressive, häufig weinerliche Phasen, Desorientiertheit

kenhaus mobilisiert werden. Mit Erreichen der Kommunikationsfähigkeit ist dann die Frage der Rehabilitationsmaßnahmen zu prüfen.

② Patienten, die über zwei Monate nach dem Trauma noch psychische oder physische Auffälligkeiten aufweisen. Hierzu zählen:
- Symptome des organischen Psychosyndroms mit Einschränkung der Konzentration, des Antriebs, des Neugedächtnisses, der Belastbarkeit sowie der Umstellungsfähigkeit
- Lähmungen und Koordinationsstörungen
- Ausgeprägte vegetative und vasomotorische Dysregulation
- Psychoreaktive Störungen wie: reaktive Depression, Agitiertheit und Kommunikationsstörungen

③ Eine weitere Gruppe sind Patienten, bei denen längere Zeit nach dem Trauma unfallbedingte Komplikationen wie: Versagenszustände, Depressionen, Krampfanfälle und Verschlechterung von Lähmungen oder Koordinationsstörungen auftreten.

Q. Verlaufsbeobachtungen

I. Fallbeispiel M. T., ♂, 6 Jahre

Unfallart: Als Fußgänger von PKW angefahren, primär bewußtlos.

Aufnahmebefund (3 Std. nach Trauma): Intubiert, ausreichende Spontanatmung, RR 110/70. Keine Reaktion auf Ansprechen.

Schmerzreaktion: Li. ungezielt, re. mit Streckmechanismen, Pupillen beidseits mittelweit, träge Lichtreaktion, gespanntes Abdomen.

Laborwerte: HB 12,8 g %, Hkt 27,3%
Carotis Angiogramm: Raumforderung li. temporal.

Verlauf: Sofortige Trepanation, flaches subdurales Hämatom, Hirndruckmesser re. frontal, Abdominozentese: keine Blutung. Verlegung zur Intensivstation: Versorgung Fraktur li. Arm. Die nächsten zwei Wochen: Schmerzreaktion wechselnd mit Streckmechanismen und ungezielten Abwehrbewegungen, Hirndruckkrisen über 10 Tage, Magen-Darm Atonie, spastische Bronchopneumonie.
Nach *drei Wochen* **beginnende Remissionsphase** auf Ansprechen erstmaliges Öffnen der Augen.

Nach *vier Wochen:* Ausreichende Spontanatmung, Extubation, massiver Stridor, Reintubation − Tracheotomie.

5. Woche:	fixiert kurzfristig, zeigt auf Aufforderung die Zunge (Abb. 55 a).
6. Woche:	Beginn der Nahrungsaufnahme.
7. Woche:	hält Dinge in der Hand, unterstützt das Aufrichten, versucht zu greifen, ohne den Arm zu beugen.

8. Woche:	beginnt zu lächeln, nickt und schüttelt bei Fragen zaghaft den Kopf, greift gezielt (Abb. 55 b).
9. Woche:	formt Worte, zugewandter, versteht einfache Aufforderungen und verrichtet sie, benennt Bilder, nimmt beim Essen den Löffel und führt ihn mit Unterstützung zum Mund.
10. Woche:	beginnt sich ohne Hilfe aufzurichten, beginnendes Schamgefühl bei pflegerischen Maßnahmen (Abb. 55 c).
11. Woche:	beschäftigt sich zeitweise allein, spricht deutlich Wörter (Trachealkanüle entfernt).
12. Woche:	sitzt im Rollstuhl, ißt und trinkt weitgehend selbständig.
13. Woche:	knüpft Kontakt zu anderen Kindern, antriebsfreudig, möchte alles tun und können, meldet sich zur Toilette, Gehen nur mit Hilfe möglich, Entlassung zum Rehabilitationszentrum (Abb. 55 d).

Befund bei der Verlegung: Zeitlich und örtlich orientiert, retrograde Amnesie bis kurz vor dem Unfall. Hirnnerven o. B., beinbetonte Hemiparese links, Trachealkanüle entfernt, Tracheostoma verheilt, deutliche phonische Störungen (leise Sprache) affektlabil, adäquate Reaktion, jedoch starke Verzögerung im Handlungsablauf.

II. Patient T. L., ♂, 12 Jahre

Unfallart: Als Radfahrer von PKW angefahren, primär bewußtlos.
Aufnahmebefund (6 Std. nach Unfall): Intubiert, ausreichende Spontanatmung, RR 120/70, keine Reaktion auf Ansprechen.
Schmerzreaktion: Beidseits ungezielt auf Schmerz, li. angedeutete Streckmechanismen. Pupillen beidseits normal weit, prompte Reaktion auf Licht.

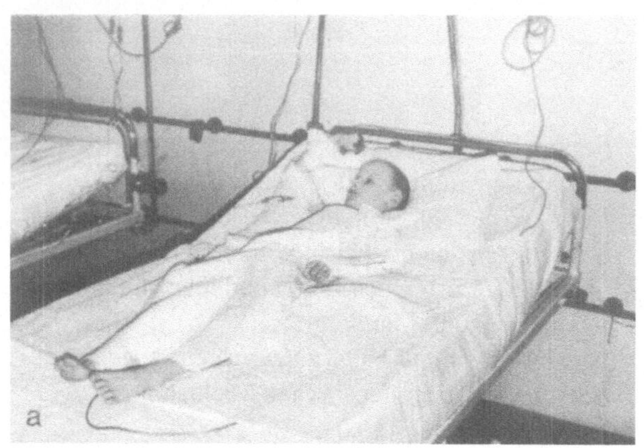

Abb. 55a

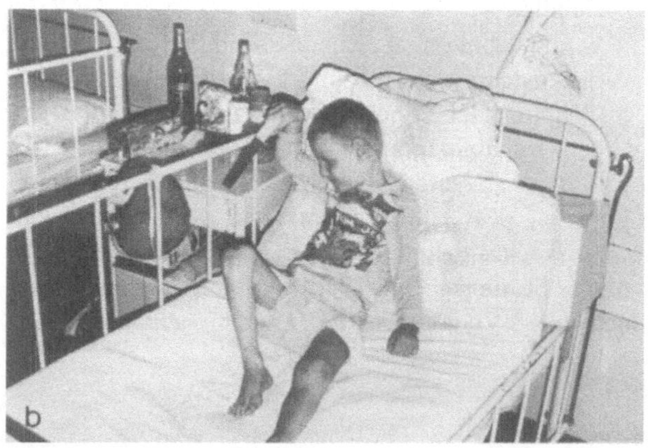

Abb. 55b

Abb. 55a–d. Illustration zum Fall M. T. (Kap. Q. I). a) Beginnende Remissionsphase 5. Woche nach Trauma: fixiert kurzfristig, zeigt auf Aufforderung die Zunge, Kopf wird noch nicht gehoben. b) Remissionsphase 8. Woche: beginnt zu lächeln, greift gezielter, noch keine vollständige Kopfkontrolle. c) Remissionsphase 10. Woche: richtet sich auf, formt Worte, weitgehende Kopfkontrolle, Erinnerungen setzen ein. d) Rehabilitationsphase 13. Woche: zunehmende soziale Kontakte, Stuhl- und Urinkontrolle, Sitzen ohne Unterstützung

174

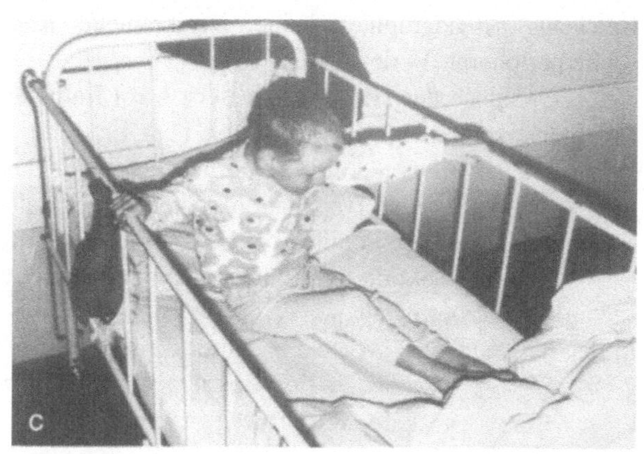

Abb. 55c

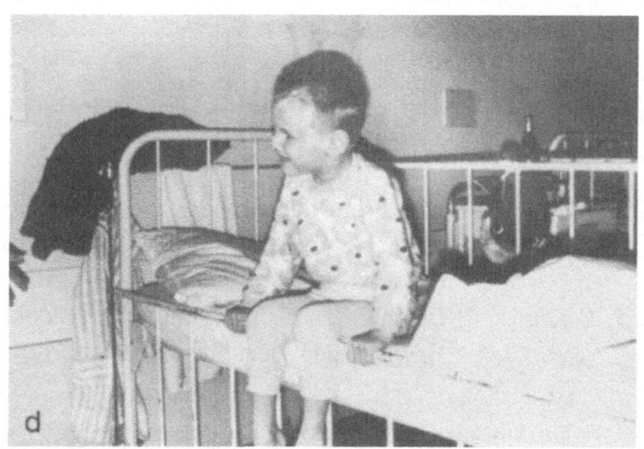

Abb. 55d

Brachialis Angiographie: keine intrakranielle Raumforderung. Keine peripheren Verletzungen.

Verlauf: Einlage des Hirndruckmessers, Cava Katheter, Verlegung zur Intensivstation.

2 Tage nach Trauma: Akuter Hirndruckanstieg, Hemiparese li., re. Pupille maximal weit, Trepanation: Älteres subdurales Hämatom re. temporal. Post op. Pupillen beidseits normal weit, träge Lichtreaktion, Schmerzreaktion links mit Streckkrämpfen, rechts mit ungezielten Abwehrbewegungen.

In den nächsten zwei Wochen Hirndruckkrisen.

2. Woche: Nachlassen der Streckmechanismen, zunehmende gezielte Abwehrbewegung beidseits.

nach

2¹/₂ Wochen: öffnet erstmalig die Augen, Schmatzbewegungen, keine Reaktion auf Ansprechen, noch keine ausreichende Spontanatmung.

Beginnende Remission:

3. Woche: bewegt auf Ansprechen die Hand, extubiert.

4. Woche: öffnet auf Aufforderung die Augen, fixiert, ausreichende Spontanatmung, leichter Stridor.

5. Woche: Beginn der Nahrungsaufnahme, lebhafte spontane Bewegungen, gezieltes Greifen.

Remissionsphase:

6. Woche: lächelt, spricht flüsternd Worte, schreibt spontan, sitzt im Rollstuhl.

7. Woche: spricht ganze Sätze, wiederkehrende Erinnerungen, sehr sprunghaft in seinen Gedanken, zunehmender Kontakt zu anderen Kindern.

176

8. *Woche:*	Konzentrationsfähigkeit nimmt zu, zugewandt, will alles können.
9. *Woche:*	geht mit Unterstützung.
10. *Woche:*	ißt und trinkt selbständig, meldet sich zur Toilette, braucht nur noch wenig Unterstützung beim Gehen.
11. *Woche:*	geht frei, Verlegung zum Rehabilitationszentrum.

Befund bei der Verlegung: Orientiert, retrograde Amnesie bis zum Unfalltag, Hirnnerven o. B., leichte armbetonte Hemiparese li., deutliche phonische Störungen, unkonzentriert, sprunghaft, ausgeprägte Logorrhöe (Abb. 56 a–d).

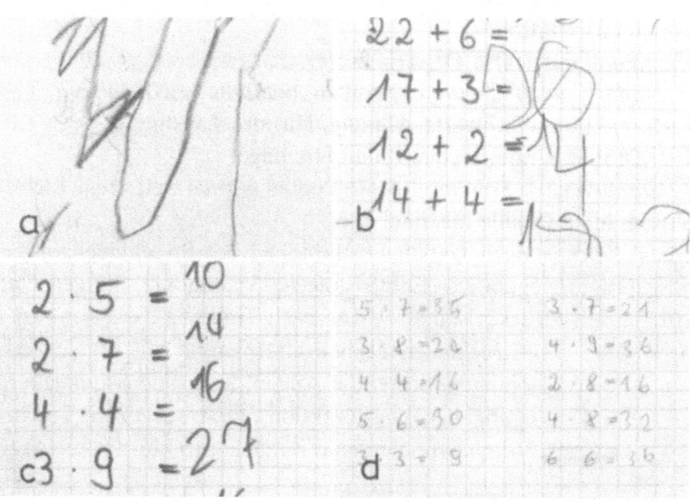

Abb. 56a–d. Beispiele zur geistigen und feinmotorischen Entwicklung (Patient T. L. 12 Jahre). a) 5. Woche nach Trauma: Kritzelstadium. b) 6. Woche: leichte Aufgaben werden gelöst, Schrift unkontrolliert, rasche Ermüdung. c) 8. Woche: Schrift kontrollierter, schwerere Aufgaben werden bewältigt. d) 11. Woche: Schrift fast normal, Aufgaben werden prompt gelöst (Verkleinerungen auf 50%)

III. Patient H. R., ♂, 21 Jahre

Unfallart: Als Motorradfahrer von PKW angefahren, primär bewußtlos.

Aufnahmebefund (5 Std. nach Unfall): Keine Reaktion auf Ansprechen, reagiert auf Schmerz beidseits mit Streckmechanismen, Pupillen beidseits maximal weit, re. aufgehobene, li. angedeutete Lichtreaktion, intubiert, keine Spontanatmung, periphere Cyanose, RR 100/6o.

Laborwerte: Hb 10,5 g %, Hkt 27,5%.

Computer Tomogramm: diffuse Hirnschwellung, keine raumfordernde Blutung.

Verlauf: Einlage des Hirndruckmessers, Cava Katheter, Verlegung zur Intensivstation.

Beatmung mit 100% O^2, Tris Puffer.

6 Stunden nach Trauma: Pupillen beidseits maximal eng, keine Lichtreaktion, erschwerte Atmung, Hirndruckanstieg.

Rö. Thorax: Erguß rechts, Bülau Drainage

12 Stunden nach Trauma: Rechte Pupille normal weit, träge Lichtreaktion, linke Pupille maximal eng.

Bis 4 Wochen nach Unfall: Fortbestehen der Streckmechanismen, ausgeprägte vegetative Entgleisungen, Pneumonie, Magen-Darm Atonie, Hirndruckkrisen ab 9. Tag nach Trauma.

5. Woche: Streckmechanismen alternierend mit Massenbewegungen, öffnet die Augen, Kau- und Schmatzbewegungen, keine Reaktion auf Ansprechen, Tracheotomie, zunehmende Beugekontraktur im re. Arm.

beginnende Remission:

8. Woche: erstmalige Reaktion auf energisches Ansprechen.

10. Woche: erste mimische Äußerungen, motorische Unruhe, zunehmende Nahrungsaufnahme.

13. Woche:	lächelt, zugewandt und kooperativ, ißt und trinkt zeitweise selbständig, sitzt im Rollstuhl, beginnt Worte zu formen, noch keine Urinkontrolle.
14. Woche:	Verlegung zum Rehabilitationszentrum

Befund bei der Verlegung: Antriebsarm, nicht voll orientiert, spricht längere Sätze, noch keine volle Erinnerung, starke Beugekontraktur im re. Ellenbogen, mäßige Beugekontrakturen in beiden Knien, linker Arm wird gut bewegt.

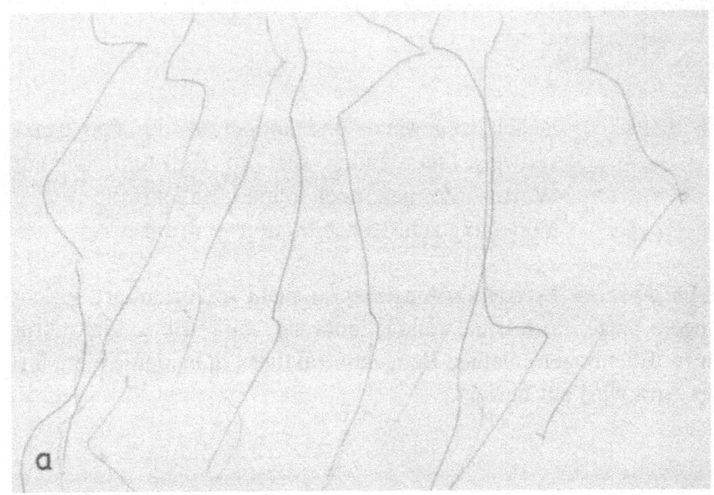

Abb. 57a

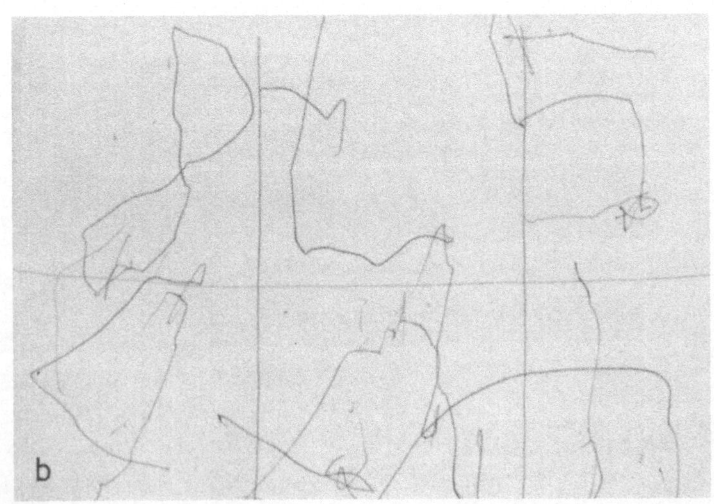

Abb. 57b

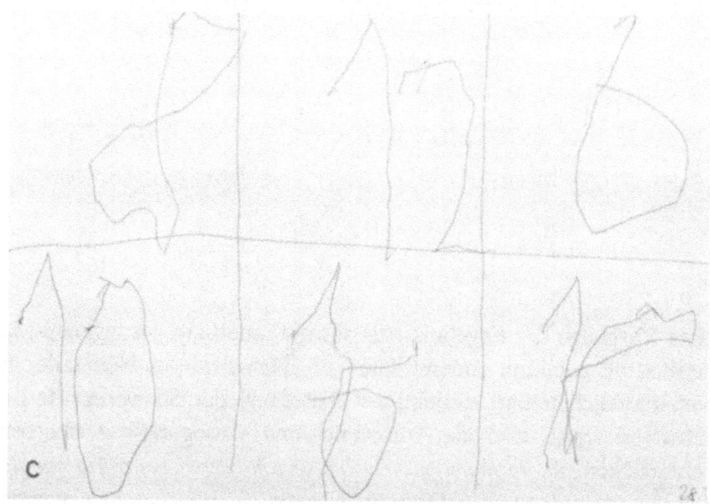

Abb. 57c

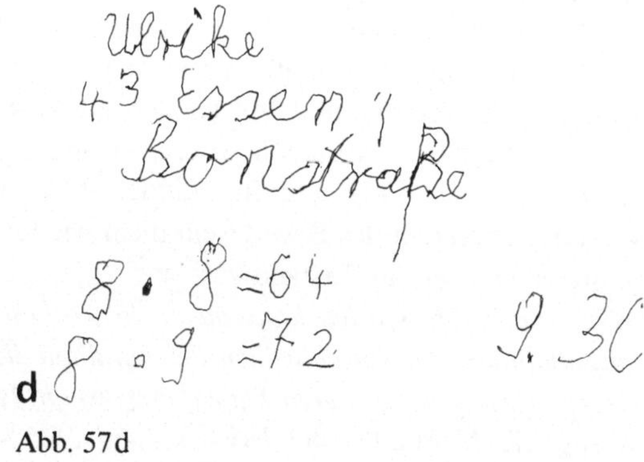

d

Abb. 57d

Abb. 57a–d. Beispiele zur Entwicklung der Feinmotorik bei ausgeprägter spastischer Parese der Führungshand (Patientin U. B. 14 Jahre). a) 3 Monate nach Unfall: Schreibwerkzeug wird erstmalig gehalten, keine gezielten Abläufe (Verkleinerung auf 25%). b) und c) 3½ bzw. 4 Monate nach Unfall: durch intensive Übung ist eine zunehmende Kontrolle der Feinmotorik eingetreten (Verkleinerung auf 25%). d) 9 Monate nach Unfall: Schriftbild erkennbar, jedoch noch deutliche spastische Störung (Verkleinerung auf 35%)

Zusammenfassung eigener Ergebnisse

Ein Vergleich der Ergebnisse ist sowohl innerhalb des eigenen Materials, als auch mit anderen Kliniken sehr schwierig. Neben der oft uneinheitlichen und subjektiven Einteilung der Schweregrade der Hirnverletzung, sind die Aufnahme- und Verlegungskriterien sehr unterschiedlich. *In neueren Arbeiten verschiedener neurotraumatologischer Zentren werden Mortalitätsquoten bei Erwachsenen zwischen 40–60%, und bei Kindern zwischen 30 und 45% angegeben.* Hierbei sind in der Regel alle Patienten enthalten, die über 12 bzw. 24 Stunden bewußtlos waren.

Ein Vergleich mit den *Ergebnissen* der Essener Neurochirurgischen Universitätsklinik zeigt, daß hier in den Jahren 1972–1974 insgesamt 285 Erwachsene und 114 Kinder mit Schädel-Hirntrauma auf der Intensivstation behandelt wurden. Dabei betrug die Mortalität für Erwachsene 54% und für Kinder 42%. 6 Erwachsene und 4 Kinder erlangten das Bewußtsein nicht wieder und wurden im vegetativ stabilisiertem Zustand verlegt.

1975 und 1976 wurden konsequent die vorbeschriebenen Behandlungsmaßnahmen, einschließlich der kontinuierlichen intrakraniellen Druckmessung in schweren Fällen, angewandt. In dieser Zeitspanne betrug die Mortalität bei Erwachsenen 35,5% und bei Kindern 15,8%. 4 Erwachsene und 2 Kinder mußten im voll apallischen Bild (vegetativ stabilisiert) verlegt werden (Tabelle 49).

Nachuntersuchungen erwachsener Patienten der Jahre 1972–1974 zeigten, daß nur 40% wieder voll ihrem Beruf nachgingen. Bei den Erwachsenen der Gruppe 1975–1976 ist das Ergebnis zwar besser, aber auch noch nicht zufriedenstellend. Hier war es auch nur in wenigen Fällen möglich, eine gezielte Nachbehandlung zu erreichen.

Nur 75% der *Kinder* der Gruppe 1972–1974 gehen z. Zt. wieder

Tabelle 49. Aufschlüsselung aller Patienten mit Schädel-Hirntrauma, die in den Jahren 1972 – 1976 auf der Intensivstation der Neurochirurgischen Univ. Klinik Essen behandelt wurden. 1975 und 1976 wurden konsequent die beschriebenen Behandlungsmaßnahmen, einschließlich intrakranieller Druckmessung in schweren Fällen, durchgeführt

| | Erwachsene > 14 Jahre | | Kinder < 14 Jahre | |
	total	gestorben	total	gestorben
1972–1974	285	† 54%	114	† 42%
vegetativ stabil[a]	8		4	
voll im Beruf bzw.				
Schule	40%		75%	
1975–1976	170	† 35,5%	96	† 15,6%
vegetativ stabil[a]	6		2	
voll im Beruf bzw.				
Schule	62%		90%	

[a] Mindestens 8 Wochen nach Trauma im apallischen Vollbild verlegt

voll ihrer Schul- bzw. Berufsausbildung nach. In der zweiten Gruppe (1975–1976) sind es jetzt schon 90% (Tabelle 49). Hier war *weitgehend bei schweren Verläufen eine gezielte Frühbehandlung durchgeführt worden*. Bei persistierenden Ausfällen war in dieser Gruppe *ausnahmslos eine Verlegung* in ein *entsprechendes Rehabilitationszentrum* erfolgt.
Die Ergebnisse aus der Rehabilitationsabteilung der Neurologischen Klinik Hessisch Oldendorf bestätigen den Wert der frührehabilitativen Maßnahmen.
In dieser Abteilung werden seit drei Jahren Schädel-Hirn verletzte Patienten zu einem möglichst frühen Zeitpunkt aufgenommen (s. S.169) und bis zur schulischen oder beruflichen Belastungserprobung therapiert.
Bei Patienten, die über 5 Tage bewußtlos waren und Zeichen der primären Hirnstammverletzung geboten hatten, konnte in der Gruppe mit einem Lebensalter von 8–30 Jahren in 80% eine befriedigende soziale, in 60% eine berufliche bzw. schulische Wiedereingliederung erreicht werden.
In der höheren Altersgruppe (30–45 Jahre) betrug die soziale Eingliederungsquote 70%, die berufliche 50%.

Als sozial integriert wird der Patient bezeichnet, der sich voll selbst versorgen kann und keine gravierenden psychopathologischen Ausfälle bietet.

Diese Zahlen machen deutlich, daß neben der beschriebenen Verbesserung der Behandlung in der Akutphase, ein Schwerpunkt der Bemühungen auf eine sachgerechte und konsequente Nachbehandlung gelegt werden muß.

Leider *mangelt es an entsprechenden Einrichtungen,* welche die Behandlung in der subakuten Phase (Remissionsphase Kap. P. IV.) nach der Verletzung übernehmen können. Zum anderen muß eine Betreuung der Patienten *über die Rehabilitationsphase* hinaus sichergestellt sein. Wie die Erfahrung gezeigt hat, *scheitert* sonst in vielen Fällen die Wiedereingliederung in das Familien- und Berufsleben. *Ohne diese Maßnahmen bleiben Behandlungserfolge der Akutphase in vielen Fällen nutzlos, da der eigentliche Sinn der ärztlichen Bemühungen, den Patienten in einen lebenswerten Zustand zu bringen, nicht erreicht wird.* .

Somit kann nach schwerem Schädel-Hirntrauma nur durch eine lückenlose Kette zwischen Primärversorgung, Akutklinik, neurotraumatologischem Zentrum, Einrichtung zur Frührehabilitation, Rehabilitationsklinik und Nachsorge am Heimatort eine optimale Therapie erreicht werden.

Rehabilitationseinrichtungen

Nachstehend erfolgt eine Aufstellung von neurologischen Rehabilitationseinrichtungen in der BRD.

Der Einweiser muß im Einzelfall prüfen, ob das ausgewählte Zentrum den auf S.169 aufgestellten Kriterien in Bezug auf therapeutische Möglichkeiten zur Nachbehandlung von Patienten mit Schädel-Hirntrauma tatsächlich entspricht. Es kann nicht grundsätzlich davon ausgegangen werden, daß dies bei den aufgeführten Kliniken in jedem Fall zutrifft.

Kostenträger

1. Bei pflegebedürftigen Patienten wird nur die Fortsetzung der stationären Krankenhausbehandlung in Frage kommen.
   Kostenträger sind Krankenkassen oder Unfallversicherungen.

2. Ist eine erhöhte Pflegebedürftigkeit nicht gegeben und dient der Aufenthalt der Vorbereitung einer beruflichen Wiedereingliederung, sollte ein AHB Verfahren (Anschlußheilbehandlung) eingeleitet werden.
   Kostenträger sind Rentenversicherungen (LVA bzw. BfA) oder Unfallversicherungsträger.
   Voraussetzung ist, daß der Patient mobilisiert ist und sich weitgehend selbst versorgt.

3. Treten in späteren Zeiten Verschlechterungen ein wie: Krampfanfälle, Depressionen oder Versagungszustände, wird eine Behandlung zu Lasten der Krankenkasse oder Unfallversicherungsträger notwendig werden.

Nachbehandlungsklinik für   Tel.: (04523) 3021–22
Hirn- und Nervenverletzte
Haus „August Bier"
Diekseepromenade 9–11
2427 Malente

Neurologische Klinik des BDH   Tel.: (05152) 7810
– Rehabilitationsabteilung –
3253 Hessisch Oldendorf

Rehabilitationszentrum   Tel.: (0221) 4781
der Universität Köln
Lindenburger Allee
5000 Köln 41

Eifelhöhen-Klinik GmbH   Tel.: (02486) 1411
Mühlenberg
5376 Nettersheim/Marmagen

Rehabilitationszentrum Godeshöhe   Tel.: (0228) 381–1
5320 Bad Godesberg

Neurologische Klinik des BDH   Tel.: (0261) 66022
Walter-Poppelreuter-Haus
Heerstr. 54–65–67
5414 Vallendar bei Koblenz

Neurologische Klinik   Tel.: (06172) 35032
Tannenwaldallee 50
6380 Bad Homburg v. D. H.

Rehabilitationsklinik   Tel.: (06221) 881
Bonhoefferstr.
6900 Heidelberg 1

Neurologische Klinik des BDH   Tel.: (06442) 6016–18
Hubertusstr. 6–7
6333 Braunfels

Rehabilitationsklinik Neckargemünd   Tel.: (06223) 8011
Im Spitzerfeld 25
6903 Neckargemünd
Rehabilitationszentrum für Kinder und Jugendliche

Kinderkurklinik   Tel.: (0671) 2281
Viktoriastift
Cecilienhöhe 3
6550 Bad Kreuznach

Körperbehinderten Kinderklinik   Tel.: (07084) 932
Römerweg 7
7542 Schömberg/Schwarzwald

Neurologisches Krankenhaus   Tel.: (07071) 62431
7400 Tübingen

Südwestdeutsches Rehabilitationskrankenhaus   Tel.: (07202) 431
7516 Karlsbad 1

Neurologisches Rehabilitationskrankenhaus   Tel.: (07734) 6022
Kliniken Dr. Schmieder
7704 Gailingen (Krs. Konstanz)

Neurologisches Rehabilitations-   Tel.: (07734) 6005
krankenhaus für Kinder und Jugendliche
Postfach 1
7704 Gailingen

Neurologisches Krankenhaus
Verein zur Hilfe Schwerstbeschädigter e. V.
Tristanstr. 20
8000 München 40

Anhang

Begleitblatt und Verlaufskontrolle für Schädel-Hirn-Verletzte (5. Aufl.)

Name ______________________ Vorname ______________________ (Geb.-Name) ______________

Geb.-Dat. ______________________ Geb.-Ort ____

Postleitz. ______ Wohnort ______________ Straße ________________________ Nr. ________

Unfalltag ______________________ Betrieb ____

Kostenträger ________________________________ AkZ ____________________________________

(Verdachts-) **Diagnose** ____

____

Wichtige Angaben bei Aufnahme (kurz ausfüllen bzw. einkreisen)   Datum   Zeit

von wem?

Hergang des Unfalls / akuten Ereignisses ______________________________

Sofort Bewußtseinsstörung: nein / ja: A2, A3, A4, B1, B2, B3 (s. Rückseite)   ___ ___

        Dauer   sec / min / Std. / Tage / noch   ___ ___

Erinnerungslücke: nein / ja / Dauer   sec / min / Std. / Tage / noch   ___ ___

Blutung: nein / Mund / Nase re/li / Ohr re/li / Wunde wo?   / re / li

Liquorfluß: nein /   ?   / Nase re/li / Ohr re/li / Wunde wo?   / re / li   ___ ___

Andere Verletzung(szeich)en / Begleitkrankheit ______________________________

Nackensteife / Erbrechen / Aspiration ________________________________   ___ ___

Erstversorgung wie? ________________________ Wann Tetanusschutz? ___ ___

   durch wen? ______________________ Welche Immunisierung? ________

Zugewiesen vom Unfallort / Arzt / Krhs. ________________________   ___ ___

Eingetroffen zu Fuß / mit PKW / Krankenwagen / NAW / Helikopter ___ ___

Alkohol: nein / ? / ja / (Dauer-) Medikamente: nein / ja ______________

Klagen: keine angegeben / (Kopf-) Schmerz   / Übelkeit / Schwindel   ___ ___

   Gefühlsstörung wo? ____________ / andere   / re / li   ___ ___

Röntgen ____   ___ ___

EEG ____   ___ ___

Wichtige Laborwerte ________________ Blutgruppe A/B/0/Rh pos./neg.

____   ___ ___

Therapie vorgeschlagen / erfolgt ________________________________

____   ___ ___

Sonstiges (z. B. HNO, Augen, Zähne) ____________________________   ___ ___

Weitergeleitet an Dr. ____________________ / Krhs. ____________   ___ ___

Seite 1

188

Jahr: 19 / ; Tag u. Monat:										
Zeit:										
Bewußtsein A 1 klar A 2 ansprechbar, leicht verlangsamt A 3 anrufbar, stark verlangsamt A 4 noch erweckbar (auf Schmerz)										
B 1 nicht erweckbar, prompt Reaktion a. Schmerz B 2 nicht erweckbar, träge Reaktion a. Schmerz B 3 nicht erweckbar, keine Reaktion a. Schmerz	r l	r l	r l	r l	r l	r l	r l	r l	r l	r l
Streckstarre 1 nein 3 a. Schmerz 5 spontan										
Lähmung Arm 1 nein 3 partiell 5 total Bein										
Pupillenweite 1 eng 3 mittel 5 weit										
Lichtreaktion 1 prompt 3 träge 5 keine										
Cornealreflex 1 lebhaft 3 schwach 5 erloschen										
Babinski 1 nein 3 suspekt 5 ja										
Krampfanfall 1 nein 3 einseitig 5 bds., re-, li-betont										
Echo mittelständig (M) verlagert nach re / li um	mm	mm	mm	mm	mm	mm	mm	mm	mm	mm
RR / Schock (S)										
Puls / Herzstillstand (H)										
Atmung (alle zutreffenden Zahlen notieren) Frequenz / Atemstillstand (A) 1 spontan 2 intubiert / tracheotomiert 3 beatmet										
Temp.										
Sonstiges (alle zutreffenden Zahlen notieren) 1 nein 2 Nackensteife 3. Erbrechen 4 Aspiration										
______________, den __________ Untersucher (Druckbuchst.)										
Stempel und Unterschrift										

am meisten zutreffende Zahl notieren, auch 2 u. 4

Kostenlose Lieferung über Sharp & Dohme GmbH, Postfach 801649, 8000 München 80

Seite 2

Literatur

AKIOKA, T.: The effect of tham on acute intracranial hypertension. In: Intracranial Pressure III, 219–221. Berlin-Heidelberg-New York: Springer 1976

AMREIN, P.C., ELLMAN, L., HARRIS, W.H.: Aspirin-induced prolongation of bleeding time and perioperative blood loss. JAMA **245**, 1825–1828 (1981)

AUER, L., OBERBAUER, R., TRITTLAUF, H.: Externe Ventrikeldrainage. Neurochirurgia **20**, 48–54 (1977)

BÄSSLER, K.H.: Biochemische Grundlagen der Ernährung. Med. Welt **33**, 1179–1181 (1982)

BAETHMANN, A., SCHMIEDECH, P.: Pathophysiology of cerebral edema: chemical aspects. Adv. in Neurosurg. **1**, 5–18 (1973)

BAUER, B.L., PIA, H.W.: Parenterale Ernährung in der Neurochirurgie. Anaesth. und Wiederb. **13**, 124–130 (1966)

BECKER, D.P., VRIES, J.: The alleviation of increased intracranial pressure by the chronic administration of osmotic agents. In: Intracranial Pressure I, 309–315. Berlin-Heidelberg-New York: Springer 1972

BECKER, D.P., VRIES, J.: Controlled cerebral perfusion pressure and ventilation in human mechanical brain injury. In: Intracranial Pressure II. S.480–484. Berlin-Heidelberg-New York: Springer 1974

BELOPAVLOVIC, M., BUCHTHAL, A., BEKS, J.W.F., JOURNEE, H.L.: Some principles of postoperative epidural pressure monitoring. Acta Neurochir. **55**, 227–245 (1981)

BERGER, H.-U.: Erfahrungen mit der Dexamethason-Therapie des traumatischen Hirnödems. Anaesthesiol. u. Reanimat. **5**, 207–212 (1980)

BONGARTZ, E.B., BOCK, W.J., GROTE, W.: Definition und Feststellung des Hirntodes. anästh. prax. **13**, 59–67 (1977)

BORK, F., EKARDT, M., SANDER, R.: Klinische und therapeutische Aspekte des apallischen Syndroms. Anaesthesiol. u. Reanimat. **6**, 253–259 (1981)

BRUCE, D.A., THOMAS, W., LANGFITT, W., MILLER, J.D., SCHUTZ, H., VALPALATHI, M.P., STANEK, A., GOLDBERG, H.J.: Regional cerebral blood flow in comatose patients. J. Neurosurg. **38**, 131–144 (1973)

CHODKIEWICZ, J.P., REDONDE, A.: Pediatric head injuries. In: Advances of Neurosurgery, Vol.3, S.395–400. Berlin-Heidelberg-New York: Springer 1975

COSTABILE, G., PROBST, Ch., SCHÖNHOLZER, A.M.: Schädel-Hirn-Trauma:

Erst intrakraniellen Druck analysieren, dann behandeln. Notfallmed. **8**, 1107–1110 (1982)

DELANK, H. W.: Spätfolgen der gedeckten Schädel-Hirn-Verletzungen. Mschr. Unfallheilk. **78**, 516–526 (1975)

EDELMANN, M., ROGGENDORF, H., PAPOU-CENIC, S., HAASE, W.: Perioperative Behandlung. Akt. Chirurg. **16**, 37–43 (1981)

EMMERICH, P., BAUMANN, W.: Reanimation nach schweren Hirnläsionen beim Kind. Med. Klin. **68**, 1187–1191 (1973)

FAUPEL, G., REULEN, H.J., MÜLLER, D., SCHÜRMANN, K.: Clinical double blind study on the effects of Dexamethasone and closed head injuries. In: Advances in Neurosurgery, Vol.4, S.200–204. Berlin-Heidelberg-New York: Springer 1977

FAUPEL, G., REULEN, H.J., MÜLLER, D., SCHÜRMANN, K.: Dexamethasone in severe head injuries. Neurosurg. Rev. **2**, 105–111 (1979)

FOY, P.M., COPELAND, G.P., SHAW, M.D.M.: The incidence of postoperative seizures. Acta Neurochir. **55**, 253–264 (1981)

FRIEDRICH, P., WEICKMANN, F.: Beurteilung von Schädel-Hirn Verletzungen ausgehend vom Grad der Bewußtseinsstörung. Zbl. f. Chirurgie **23**, 993–999 (1974)

FROST, E.A.M.: Effects of positive end-exspiratory on intracranial pressure and compliance in brain injured patients. J. Neurosurg. **47**, 195–198 (1977)

FROWEIN, R.A., HAAR, K., TEERHAAG, D., KIENZEL, W., WIEK, H.K.: Arbeitsfähigkeit und Abbausyndrome nach Hirntraumen mit langdauernder Bewußtlosigkeit. Mschr. Unfallheilk. **71**, 233–249 (1968)

FROWEIN, R.A., AUF DER HAAR, K., TERHAAG, D.: Assessment of coma depth and reliability of prognosis. Neurosurg. Review **3**, 67–74 (1980)

FRUTIGER, A., OH, S.-Y., LEUTENEGGER, A.: Erfahrungen mit Hirndruckmessungen bei posthypoxischen und posttraumatischen Komata. Schweiz. Med. Wschr. **112**, 1177–1179 (1982)

GAAB, M., KNOBLICH, O.E., SCHUPP, J., DIETRICH, K., FUHRMEISTER, U., GRUSS, P.: Wirkung unterschiedlicher Osmo- und Onkotherapie auf Hirndruck und elektrische Hirnaktivität beim experimentellen Hirnödem. Acta Neurochirurgica **40**, 203–221 (1978)

GAAB, M.R., Bushe, K.A.: Die Behandlung der intrakraniellen Drucksteigerung. Intensivbehandlg. **6**, 34–52 (1981)

GAAB, M.R.: Atraumatische Messung der Hirndurchblutung. Klinikarzt **11**, 971–986 (1982)

GOBIET, W.: Neue Gesichtspunkte zur Überwachung von Patienten mit schwerem Schädel-Hirntrauma. anästh. prax. **10**, 75–80 (1975)

GOBIET, W.: Ergebnisse intrakranieller Druckmessungen im akuten posttraumatischen Stadium. Anaesthesist **26**, 187–195 (1977)

GOBIET, W.: Diagnostik und Therapie der akuten Hirnschwellung. Intensivbehandlung **4**, 121–129 (1978)

GOBIET, W., GROTE, W., BOCK, W.J.: The relation between intracranial pressure, mean arterial pressure and cerebral blood flow in patients with severe head injury. Acta Neurochir. **32**, 13–24 (1975)

Gobiet, W.: Die Behandlung des akuten traumatischen Hirnödems. Notfallmedizin 2, 98–103 (1976)

Gobiet, W., Bock, W.J.: Der cerebrale Perfusionsdruck. Anästhesist 23, 253–257 (1974)

Gobiet, W.: Verlaufsuntersuchungen zum Verhalten der Hormone des Hypophysenvorderlappens, der Nebenniere sowie der biogenen Amine nach Schädel-Hirntrauma. In: Neurogener Schock. Schmitt (Hrsg.), S. 91–98. Stuttgart: Frk. Schattauer 1976

Gobiet, W.: Fortschritte in der Behandlung des Schädel-Hirntraumas im Kindesalter. Der Chirurg 148, 461–466 (1977)

Gobiet, W.: Intensivtherapie nach schwerem Schädel-Hirntrauma. Deutsches Ärzteblatt 74, 437–443 (1977)

Görisch, I.: Schaden am Kehlkopf und an der Trachea nach Intubation und Tracheotomie. Anaesthesiol. u. Reanimat. 7, 212–221 (1982).

Gordon, E.: Controlled respiration in the management of patients with traumatic brain injuries. Acta anaesth. scand. 15, 193–208 (1971)

Grote, W., Bettag, W., Bock, W.J.: Intensivbehandlung bei Schädelverletzten. Münch. Med. Wschr. 114, 849–857 (1972)

Grüber, A., Kolb, E., Tempel, G.: Probleme der Aseptik bei der maschinellen Langzeitbeatmung. anästh. prax. 10, 97–100 (1975)

Grün, L.: Desinfektion und Sterilisation als Mittel zur Bekämpfung des Hospitalismus. Chir. Prax. 1, 1–9 (1959)

Haider, W.: Vergleichende Betrachtung von Hämodynamik und Energiestoffwechsel im Schock. Anaesthesist 30, 215–222 (1981)

Heppner, F. G., Argyropopulos, P., Ascher, W., Claurici, W.: Für und wider die temporale Entlastungstrepanation. Schweiz. Arch. Neurolg. 111, 275–283 (1972)

Karimi-Nejad, A., Frowein, R. A.: Langzeitbeatmung im akuten Stadium einer Hirnschädigung. Zbl. Neurochir. 34, 71–93 (1973)

Klages, G., Feldmann, H., Gärtner, F., Kynast, J.: Erfahrungen mit der Messung und Überwachung des intrakraniellen Druckes nach schwerem Schädel-Hirn-Trauma. Anaesthesiol. u. Reanimat. 5, 195–206 (1980)

Klatzko, I.: Pathophysiology of brain edema. In: Advances in Neurosurgery, Vol. 1, S. 1–4. Berlin-Heidelberg-New York: Springer 1973

Kleinfeldt, D., Breitsprecher, H.: Zur Häufigkeit, Genese und Diagnostik der Trachealstenosen nach Intubation und Tracheotomie. Anaesthesiol. u. Reanimat. 7, 222–228 (1982)

Kleinpeter, U.: Störungen der psychosomatischen Entwicklung nach Schädel-Hirntrauma im Kindes- und Jugendalter. Jena: VEB Fischer 1973

Klose, R., Neuendörfer, B., Peter, K., Tarnow, K.: Die konservative Behandlung des schweren Schädel-Hirntraumas. Zschr. prakt. Anaesth. 6, 112–126 (1971)

Krenz, J., Steinbereithner, K., Spon, P.: The value of routine respirator treatment in severe brain trauma. In: Advances in Neurosurgery, Vol. 3, S. 134–139. Berlin-Heidelberg-New York: Springer 1975

KUHLENDAHL, H.: Problembereich: Feststellung des Hirntodes. Med. Klinik 76, 435 (1981)

KVIELITZ, R., PALLESKE, H., CASPAR, W.: Das Schädel-Hirntrauma. Mschr. Unfallheilk. 78, 485–499 (1975)

LANKSCH, W., GRUMME, H., KAZNER, E.: Schädel-Hirnverletzungen im Computertomogramm. Dtsch. Ärzteblatt 74, 23–27 (1977)

LANKSCH, W.: Diagnostik und Behandlung von schweren Schädelhirnverletzungen. Münch. Med. Wschr. 123, 556–560 (1981)

LAUX, W., BUES, E.: Auslesefreie Längsschnittuntersuchungen nach traumatischer Hirnschädigung im Kindesalter. Med. Klin. 51, 2273–2278 und 52, 2309–2314 (1960)

LIESEGANG, J., BOCK, W.J., SEIBERT, H., SCHUMACHER, W.: Blutgasanalytische Untersuchungen des Hirnkreislaufes unter dem Einfluß von Dihydroergotoxin. Arzneimittelforschung 26, 1619–1622 (1977)

LORENZ, R.: Wirkungen intrakranieller raumfordernder Prozesse auf den Verlauf von Blutdruck und Pulsfrequenz. Acta Neurochir. 20, (1973)

LÜCKING, CH.: Neurologische Diagnostik des Koma-Patienten. Intensivbehandlung 1, 65–70 (1976)

LUNDBERG, N.G.: Continuous recording and control of ventricular fluid pressure in neurosurgical practise. Acta Psych. and Neurol. Scand. 34, 139 (1960)

LUNDBERG, N.G., TROUPP, H., LORIN, H.: Continuous recording and control of VFP in patients with severe head injury. J. Neurosurg. 22, 581–590 (1965)

MARX, P.: Pathophysiologie und Klinik der akuten intrakraniellen Drucksteigerung. Nervenarzt 47, 583–595 (1976)

MILLER, J.D.: Reduction of increased ICP comparison between hyperbaric oxygen versus hyperventilation. Brit. J. Surg. 56, 630–634 (1969)

MILLER, J.D.: Further experience in the management of severe head injury. J. Neurosurg. 54, 289–299 (1981)

NICHOLAS, W., DORSCH, M.B., SYMON, L.: A practical technique for monitoring extradural pressure. J. Neurosurg. 42, 249–257 (1975)

NIEDERMEIER, B., BOCK, W.J., GOBIET, W.: Short anesthesia in infancy and childhood. In: Progress in Paediatric Neurosurgery. Bushe, K.A., Spoerri, O., Shaw, J. (Hrsg.), S.318–320. Stuttgart: Hippokrates 1974

NIEDERMEIER, B., BOCK, W.J.: Langzeiternährung bei Schwerkranken und bewußtlosen Patienten. Deutsches Ärzteblatt 38, 2447–2449 (1973)

OOVERGAARD, J., TWEED, A.: Cerebral circulation after head injury. J. Neurosurg. 41, 531–542 (1974)

OVERGAARD, J., MOSDAL, C., TWEED, W.A.: Cerebral circulation after head injury. Part 3: Does reduced regional cerebral blood flow determine recovery of brain function after blunt head injury? J. Neurosurg. 55, 63–74 (1981)

PAMPUS, I., BACKHAUSEN, E.: Druckgeschwüre: Verhütung und Behandlung in Praxis und Krankenhaus. Deutsches Ärzteblatt 6, 349–354 (1975)

PFENNINGER, J., KAISER, G., LÜTSCHG, J., SUTTER, M.: Treatment and outcome of the severly head injured child. Intens. Care. Med. **9**, 13–16 (1983)

PICHLMAYER, J., BRINKE, G.: Blutgasanalyse auf der Intensivstation und ihre therapeutischen Konsequenzen. anästh. prax. **10**, 61–74 (1975)

REULEN, H. J.: Veränderung des rCBF beim cerebralen Ödem und ihre therapeutische Beeinflussung durch Hyperventilation. Z. prakt. Anästh. u. Wiederb. **6**, 426–430 (1971)

RICHARD, K. E., FROWEIN, A.: Long-term measurement of intracranial pressure. Technical problems and indications. Neurosurg. Rev. **2**, 143–151 (1979)

ROOSEN, K., GROTE, W.: Diagnosis and treatment of bilateral traumatic carotid-cavernosus fistulas. Neurochirurgia **18**, 175–189 (1975)

SAUL, G., DUCKER, B., SALCMANN, M., CARRO, E.: Steroids in severe head injury. A prospective randomized clinical trial. J. Neurosurg. **54**, 596–600 (1981)

SCHMIDT, D.: Die Behandlung der Epilepsien mit Hilfe der Blutspiegelbestimmungen von Antiepileptika. Nervenarzt **48**, 183–196 (1977)

SCHMIDT, K.: Zur Wirkung einiger Osmotherapeutika. Anaesthesist **12**, 216–221 (1963)

SCHMIDT, K.: Zur Onkotherapie des Hirnödems mit Furosemid. Acta Neurochir. **17**, 32–45 (1967)

SCHÜTZ, H. J., HARTMANN, A., ALBERTI, E., SCHRECKENBERGER, F.: Einfluß von Furosemid, Spironolacton und 6-Methylprednisolon auf den Liquordruck. Med. Welt **33**, 1054–1058 (1982)

SCHULTE AM ESCH, J., MURDAY, H., PFEIFER, G.: Haemodynamic changes in patients with severe head injury. Acta Neurochir. **54**, 243–250 (1980)

SEITZ, H. D., HIRSCHAUER, B., METZEL, E., ZIMMERMANN, W. E.: Klinische und tierexperimentelle Untersuchungen zum Hirnstoffwechsel und Hirndurchblutung bei Schädel-Hirntrauma. Neurochirurgia **6**, 201–209 (1972)

SHAPIRO, M., STEPLER, M. D.: Barbiturate argumented hypothermia for intracranial hypertension. J. Neurosurg. **40**, 90–100 (1974)

SINGBARTL, G.: Schädel-Hirn-Trauma und Lungenfunktion. Anaesthesist **30**, 431–439 (1981)

TAUBE, W., GOBIET, W.: Intrakranielle Druckverhältnisse unter Ketamin. S. 223–227. Berlin-Heidelberg-New York: Springer 1972

TEASDALE, G., JENNET, B.: Assessment and prognosis of coma after head injury. Acta Neurochir. **34**, 45–55 (1976)

TEERHAAG, D.: Prognosis of severe head injury in childhood. In: Advances in Neurosurgery, Vol. 4, S. 196–199. Berlin-Heidelberg-New York: Springer 1977

TEMPEL, G., HUNDELSHAUSEN, VON, B.: Fettemulsionen in der parenteralen Ernährung. Med. Welt **33**, 1205–1209 (1982)

TÖNNIS, W., LOEW, F.: Einteilung der gedeckten Hirnschädigungen. Ärztl. Prax. **5**, 13–14 (1953)

WEIDLER, B., BORMANN, VON, D., HEMPELMANN, G.: Parenterale Ernährung mit besonderer Berücksichtigung des Aminosäurenstoffwechsels. Med. Welt **33**, 1192–1194 (1982)

194

Übersichtsarbeiten

ADLER, J.: Pädagogische Hilfen für Kinder mit einem Hirntrauma. Berlin: Marhold 1975

BEKS, J. W., BOSCH, D. A., BROCK, M. (eds.): Intracranial Pressure III. Berlin-Heidelberg-New York: Springer 1970

BENKERT, O., HIPPIUS, H.: Psychiatrische Pharmakotherapie. Kliniktaschenbücher. 2. Aufl. Berlin-Heidelberg-New York: Springer 1976

GERSTENBRAND, F.: Das traumatische apallische Syndrom. Wien-New York: Springer 1967

GOBIET, W.: Grundlagen der neurologischen Intensivmedizin. Springer, Heidelberg, 1980

GROTE, W.: Neurochirurgie. Stuttgart: Thieme 1975

VON HARNACK, G. A.: Pädiatrische Dosistabellen. Stuttgart: Deutscher Apothekerverlag 1972

HEBERER, G., SCHULTIS, K., HOFFMANN, K.: Postaggressionsstoffwechsel. Stuttgart-New York: F. K. Schattauer 1976

HERRSCHAFT, H.: Die regionale Hirndurchblutung. Berlin-Heidelberg-New York: Springer 1975

JOCHHEIM, K. A., SCHOLZ, F. J.: Rehabilitation I–III. Stuttgart: Thieme 1975

KESSEL, K.: Neurotraumatologie. Band I: Die frischen Schädel-Hirnverletzungen. München-Berlin-Wien: Urban und Schwarzenberg 1969

KLINGLER, M.: Das Schädel-Hirntrauma. Stuttgart: Thieme 1968

KNOTHE, H.: Tabellarium der Chemotherapie. Lugano-München: Aesopus 1976

LANGE-COSACK, H., TEPFER, G.: Das Hirntrauma im Kindes- und Jugendalter. Berlin-Heidelberg-New York: Springer 1973

LAWIN, P.: Praxis der Intensivbehandlung. Stuttgart: Thieme 1975

LORENZ, R.: Intensivmedizin. Berlin: Kohlhammer 1974

MATTHES, A.: Epilepsie. Stuttgart: Thieme 1977

MÜLLER, E.: Das traumatische Mittelhirnsyndrom. Springer, Heidelberg, 1982

MUMMENTHALER, M.: Neurologie. Stuttgart: Thieme 1982

PODLESCH: Anästhesie und Intensivbehandlung im Säuglings- und Kindesalter. Stuttgart: Thieme 1976

PENZHOLZ, H., BROCK, M., HAMER, J., KLINGER, M., SPOERRI, O. (eds.): Brain Hypoxia – Pain. Advances in Neurosurgery, Vol. 3. Berlin-Heidelberg-New York: Springer 1975

SIEGENTHALER, W.: Klinische Pathophysiologie. Stuttgart: Thieme 1976

WÄHLIN, A., WESTERMARK, L., VLIET, A.: Intensivpflege – Intensivtherapie. Berlin-Heidelberg-New York: Springer 1968

WOLF, G.: Die künstliche Beatmung auf Intensivstationen. Berlin-Heidelberg-New York: Springer 1975

Akute respiratorische Insuffizienz II.
Sonderband: Intensivbehandlung Heft 4. München: Dustri 1976

Ausführliche Literaturangaben speziell zur Rehabilitation:
PAMPUS, I.: Rehabilitation Hirnverletzter. Stuttgart-Berlin-Köln-Mainz: W. Kohlhammer 1974

W. Gobiet

Grundlagen der neurologischen Intensivmedizin

1980. 38 Abbildungen, 46 Tabellen.
XII, 205 Seiten. (Kliniktaschenbücher)
DM 29,80. ISBN 3-540-10133-0

Inhaltsübersicht: Beurteilung und Diagnostik. – Erstversorgung nach dem Ereignis und in der Klinik. – Überwachung und Pflege. – Die akute Hirnschwellung. – Atmung. – Hirndurchblutung. – Säure-Basen-Haushalt. – Infusionstherapie und Ernährung. – Infektionen. – Besonderheiten bei einzelnen Krankheitsbildern. – Besonderheiten bei Kindern. – Komplikationen. – Sedieren und antikonvulsive Medikation. – Todeszeitbestimmung. – Rehabilitation. – Rehabilitationseinrichtungen. – Literatur. – Übersichtsarbeiten. – Sachverzeichnis.

Patienten mit akuten Hirnfunktionsstörungen stellen für die Intensivbehandlung eine besondere Problemgruppe dar. Leitsymptome sind: eingeschränkte Bewußtseinslage, fokale neurologische Ausfälle sowie Funktionsstörungen des Hirnstammes.
In diesem Kliniktaschenbuch werden neben Kriterien zur Beurteilung der Bewußtseinslage und Hirnstammfunktion die notwendigen differentialdiagnostischen Schritte dargelegt. Einen breiten Raum nehmen Diagnose und Therapie der akuten Hirnschwellung einschließlich kontinuierlicher intrakranieller Druckmessung ein. Besonderheiten von Atmung, Säure-Basenhaushalt, Infusionstherapie und Ernährung leiten zu Fragen der Infektion über. Im Anschluß werden Ausführungen zu speziellen Krankheitsbildern sowie Maßnahmen bei Kindern dargestellt. Neben Hinweisen auf Komplikationen, Sedierung und antikonvulsiver Medikation wird das Problem der Früh- und weiterführenden Rehabilitation von Patienten nach akuten Hirnfunktionsstörungen besprochen. Mit diesem Taschenbuch erhalten Neurologen und Anästhesisten einen ausgezeichneten Ratgeber für die neurologische Intensivmedizin.

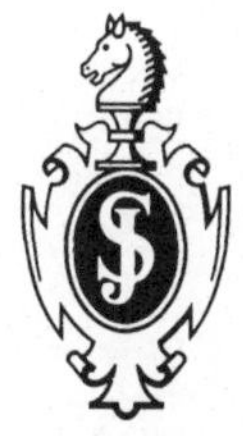

Springer-Verlag
Berlin
Heidelberg
New York
Tokyo

F. W. Ahnefeld
Sekunden entscheiden
**Notfallmedizinische Sofortmaß-
nahmen**
2., neubearbeitete und erweiterte
Auflage. 1981. 81 Abbildungen,
38 Tabellen. IX, 153 Seiten
(Heidelberger Taschenbücher,
Band 32)
DM 19,80. ISBN 3-540-10616-2

Diagnostik intrakranieller Blutungen beim Neugeborenen
Herausgeber: **U. Haller, L. Wille**
Unter Mitarbeit zahlreicher
Fachwissenschaftler
1983. 102 Abbildungen.
XII, 152 Seiten
DM 79,-. ISBN 3-540-12487-X

Intubation, Tracheotomie und bronchopulmonale Infektion
Herausgeber: **E. Rügheimer**
1. Internationales Erlanger
Anästhesie-Symposium vom 17. bis
19. Juni 1982
1983. 217 zum Teil farbige
Abbildungen, 110 Tabellen.
XIX, 503 Seiten
DM 98,-. ISBN 3-540-12365-2

F. L. Jenkner
Nervenblockaden auf pharmakologischem und auf elektrischem Weg
Indikationen und Technik
4., neubearbeitete und erweiterte
Auflage. 1983. 96 Abbildungen.
XXX, 143 Seiten
Gebunden DM 56,-
ISBN 3-211-81748-4

W. Krauland
Verletzungen der intrakraniellen Schlagadern
1982. 121 Abbildungen, 1 Farbtafel.
XII, 273 Seiten
Gebunden DM 246,-
ISBN 3-540-11223-5

A. Lüdtke-Handjery
Gefäßchirurgische Notfälle
1981. 59 Abbildungen, 19 Tabellen.
XVI, 244 Seiten.
(Kliniktaschenbücher)
DM 32,-. ISBN 3-540-10471-2

I. Pichlmayr, U. Lips, H. Künkel
Das Elektroenzephalogramm in der Anästhesie
Grundlagen, Anwendungsbereiche, Beispiele
1983. 61 Abbildungen.
VII, 232 Seiten
Gebunden DM 108,-
ISBN 3-540-11898-5

G. Wolff
Die künstliche Beatmung auf Intensivstationen
Unter Mitarbeit von E. Grädel
3., neubearbeitete Auflage. 1983.
87 Abbildungen. XVII, 264 Seiten
(Kliniktaschenbücher)
DM 35,-. ISBN 3-540-12115-3

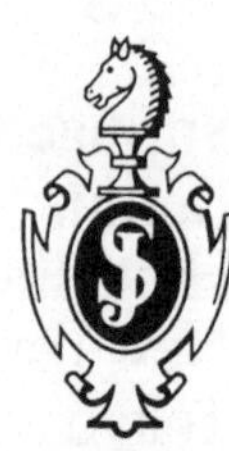

Springer-Verlag
Berlin
Heidelberg
New York
Tokyo